TUDO É TUBERCULOSE

Outras obras do autor publicadas pela Intrínseca:

Quem é você, Alasca?

O teorema Katherine

Cidades de papel

A culpa é das estrelas

Tartarugas até lá embaixo

Antropoceno: Notas sobre a vida na Terra

JOHN GREEN

TUDO É TUBERCULOSE

A HISTÓRIA E A REINCIDÊNCIA DA NOSSA INFECÇÃO MAIS MORTAL

Tradução
Cássio de Arantes Leite

intrínseca

Esta edição foi publicada mediante acordo com Crash Course Books, um selo da Penguin Young Reader's Group, divisão da Penguin Random House LLC.

TÍTULO ORIGINAL
Everything Is Tuberculosis

REVISÃO
Viviane Rodrigues
Theo Dominique

DIAGRAMAÇÃO
Mayara Kelly

DESIGN DE CAPA
Grace Han

CIP-BRASIL. CATALOGAÇÃO NA PUBLICAÇÃO
SINDICATO NACIONAL DOS EDITORES DE LIVROS, RJ

G831t

Green, John, 1977-
Tudo é tuberculose : a história e a reincidência da nossa infecção mais mortal / John Green ; tradução Cássio de Arantes Leite. - 1. ed. - Rio de Janeiro : Intrínseca, 2026.
192 p. ; 21 cm.

Tradução de: Everything is tuberculosis
ISBN 9788551016589

1. Tuberculose - Obras populares. I. Leite, Cássio de Arantes. II. Título.

25-100850.0 CDD: 614.542
CDU: 616-002.5

Gabriela Faray Ferreira Lopes - Bibliotecária - CRB-7/6643

[2026]
Todos os direitos desta edição reservados à
Editora Intrínseca Ltda.
Av. das Américas, 500, bloco 12, sala 303
22640-904 – Barra da Tijuca
Rio de Janeiro – RJ
Tel./Fax: (21) 3206-7400
www.intrinseca.com.br

Este livro é dedicado a
Shreya Tripathi, Henry Reider e aos
Combatentes da Tuberculose ao redor do mundo.

INTRODUÇÃO

GREGORY E STOKES

PERTO DA VIRADA DO SÉCULO XIX, JAMES WATT, inventor e químico escocês, começou a trabalhar em um novo projeto.

Ele já alcançara fama e sucesso por tornar as máquinas a vapor mais eficientes, impulsionando assim a Revolução Industrial, que transformaria de forma radical a história da humanidade. A máquina a vapor levaria, entre outras coisas, ao aparelho de ar-condicionado, às viagens aéreas e aos AirPods, ao mesmo tempo que despejaria mais de um trilhão de toneladas de dióxido de carbono na atmosfera e reconfiguraria o clima do planeta. A inovação de Watt foi tão poderosa que seu nome passou a designar uma unidade de potência. Além disso, ele fez outras importantes contribuições à coleção humana de instrumentos e conhecimento, como a criação de um aparelho que copiava esculturas e o desenvolvimento de novas estratégias de fabricação de cloro para alvejar tecidos.

Contudo, Watt esperava que seu novo projeto fosse o mais importante de todos. Estava determinado a encontrar uma solução química para tratar a doença pulmonar então conhecida pela medicina como "tísica".

Jessy, sua filha, morrera de tísica aos 15 anos, em 1794. Em seguida, seu filho, Gregory, contraíra a doença e começara a apresentar os sintomas clássicos: tosse persistente, suores noturnos e febre, bem como a devastação física da qual derivava o nome informal da doença: "consumpção". Aos 20 e poucos anos, Gregory era um orador talentoso, conhecido por sua beleza excepcional — um amigo o descreveu como "literalmente o rapaz mais bonito que já vi".

Numa tentativa desesperada de salvá-lo, Watt contribuiu para a invenção de um dispositivo que fornecia óxido nitroso aos pulmões, acreditando que alterar a quantidade de oxigênio disponível no corpo ajudaria a curá-lo. Entretanto, não obteve sucesso com o tratamento. Após vários anos de sofrimento, Gregory morreu de consumpção em 1804, aos 27 anos.

Em 1900, a tísica passou a ser conhecida por um novo nome: "tuberculose". Stokes Goodrich, meu tio-avô, nasceu nesse mesmo ano, no interior do Tennessee. Ele foi criado em uma casa de madeira construída por meu bisavô Charles, um médico rural que, a cavalo, circulava noite e dia por Franklin County, realizando partos e receitando remédios à população.

Stokes foi uma criança frágil. Naquele tempo — e ainda hoje, imagino —, era comum associar enfermidades a algum tipo de deficiência, falha ou erro passado. Alguém podia concluir, como fez um médico alemão em meados do século XVIII, que determinada doença fatal sofrida por uma mulher fora causada "por um cão que latiu alto para ela". No caso do bebê Stokes, acreditava-se que o incidente que desencadeara a doença fora o fato de um amigo da família ter dado café e doces a ele. Depois disso, Stokes "sobreviveu ao pior caso de febre tifoide de que já vi alguém se recuperar", conforme relatou meu bisavô posteriormente em um breve livro de memórias que escreveu para nossa família.

Em 1918, aos 18 anos, Stokes mais uma vez quase morreu durante a pandemia de gripe espanhola, quando adoeceu no trabalho em uma fábrica de munições. Após se recuperar, em 1920, passou a trabalhar para a Alabama Power and Light, na manutenção de linhas de energia. Ao longo dessa década, ele sofreu acessos frequentes do que supunha ser bronquite. No entanto, a tosse não cessava e, certo dia, após tossir sangue, procurou um médico.

Eis como meu bisavô relatou o que aconteceu a seguir: "Stokes se consultou com um bom médico em Gadsden, Alabama, que fez uma radiografia e descobriu a tuberculose no alto de seu pulmão direito. O técnico de raios X me disse: 'Dr. Goodrich, seu filho tem tuberculose miliar, e nunca soube de alguém que tenha sobrevivido a isso por mais de dois meses.'"

Stokes foi internado em um sanatório em Asheville, Carolina do Norte, uma das muitas cidades norte-americanas que funcionavam como uma espécie de colônia para tuberculosos. "Stokes recebeu o melhor tratamento possível no sanatório, mas continuou piorando e, em 18 de maio de 1930, foi ao encontro do Senhor."

Meu tio-avô estava com 29 anos. Muitas vezes me pergunto como meu bisavô deve ter se sentido, com sua formação médica, sendo incapaz de salvar o próprio filho dessa doença.

Somos poderosos o suficiente para iluminar o mundo à noite, refrigerar artificialmente os alimentos e sair da atmosfera da Terra e orbitá-la no espaço. Contudo, somos incapazes de aliviar o sofrimento daqueles que amamos. Esta é a história da espécie humana, tal como a entendo: uma criatura capaz de tantas coisas, mas incapaz de alcançar o que mais deseja.

Já se passaram dois séculos desde a morte de Jessy e Gregory Watt, e quase um século desde a morte do meu tio-avô Stokes. Mesmo assim, em 2023, houve mais de um milhão de vítimas da tuberculose. Nesse ano, na verdade, houve mais mortes por tuberculose do que por malária, febre tifoide e guerras *somadas*.

Só nos últimos dois séculos, a tuberculose causou a perda de mais de um bilhão de vidas humanas. Uma estimativa apresentada no livro *Tuberculosis: The Greatest Story Never Told* [Tuberculose: A grande história nunca contada], de Frank Ryan, afirma que a doença foi a causa da morte de uma em cada sete pessoas que já viveram no mundo. A Covid-19 ocupou o posto de doença infecciosa mais letal entre 2020 e 2022, mas, em 2023, a tuberculose retomou o status mantido ao longo da maior parte da história humana conhecida. Custando a vida de 1,25 milhão de pessoas, a tuberculose voltou a ser nossa doença mais mortífera. O que mudou hoje em relação a 1804 e 1904 é o fato de a tuberculose ser curável, como ocorre desde meados da década de 1950. Sabemos como viver em um mundo sem tuberculose; entretanto, optamos por não viver nele.

Em 2000, o médico ugandense dr. Peter Mugyenyi fez um discurso sobre a recusa do mundo rico em expandir o acesso a medicamentos para tratar o vírus HIV. Milhões de pessoas morriam de aids todos os anos, embora existissem terapias antirretrovirais eficazes e seguras, que poderiam ter salvo a maioria dessas vidas. "Onde estão os remédios? Onde a doença não está", afirmou o dr. Mugyenyi. "E onde está a doença? Onde os remédios não estão."

Com a tuberculose, não é diferente. Este ano, milhares de médicos atenderão milhões de pacientes com tuberculose e, da mesma forma que meu bisavô não pôde salvar seu filho, esses médicos serão incapazes de salvar seus pacientes, pois a cura está onde a doença não está, e a doença está onde a cura não está.

Este livro é sobre essa cura. Por que só a encontramos na década de 1950? E por que, nas décadas decorridas desde essa descoberta, permitimos que mais de 150 milhões de seres humanos perecessem por causa da doença? Comecei a escrever sobre tuberculose porque queria compreender como ela pôde moldar, de forma tão silenciosa, uma parte tão significativa da história humana. Contudo, ao longo dessa jornada, descobri que a tuberculose é tanto uma forma de injustiça quanto uma expressão dela. E que o modo como concebemos as enfermidades molda nossas sociedades e prioridades. James Watt entendia a consumpção como uma falha mecânica dos pulmões em absorver a proporção adequada de gases. Para meu bisavô, a doença de seu filho fora causada pela ingestão de café e doces na infância. Outros compreendiam a tuberculose como uma moléstia herdada que afetava certos tipos de personalidade. Outros ainda sugeriam como possíveis causas possessão demoníaca, ar envenenado, julgamento divino ou mesmo o consumo de uísque. E cada uma dessas maneiras de encarar a tuberculose moldou não apenas como as pessoas viviam e morriam da doença, mas também *quem* morria dela.

Atualmente, compreendemos a tuberculose como uma infecção causada por bactérias. Ela é transmitida pelo ar, de um indivíduo para outro, por meio de partículas microscópicas presentes na tosse, nos espirros e na própria exalação. Qualquer um pode contrair a doença — na verdade, estima-se que entre um quarto e um terço de todos os seres humanos vivos já tenham sido contaminados. Na maioria das pessoas, a infecção permanece adormecida a vida inteira. Contudo, 10% dos infectados acabam por desenvolver a doença, fenômeno chamado de "tuberculose ativa". O risco é particularmente maior em indivíduos com um sistema imunológico debilitado, em razão de outros problemas de saúde, como diabetes, infecção por HIV ou desnutrição. De fato, dos 10 milhões de infectados por tuberculose em 2023, mais de 5 milhões sofriam de desnutrição. E, como a doença se espalha especialmente bem em ambientes superlotados, seja em casa, seja no trabalho, em espaços como cortiços e fábricas mal ventiladas, a tuberculose passou a ser encarada como uma doença associada à pobreza, percorrendo as trilhas da injustiça e da desigualdade que abrimos para ela.

O mundo que compartilhamos hoje é resultado de todos os mundos que compartilhamos no passado. Para mim, pelo menos, a história da tuberculose, tanto atual quanto pregressa, revela toda a tolice, genialidade, crueldade e compaixão do ser humano.

Sarah, minha esposa, costuma brincar que, na minha cabeça, tudo tem a ver com tuberculose e a tuberculose tem a ver com tudo. Ela tem razão.

CAPÍTULO 1

LAKKA

QUANDO FUI AO HOSPITAL PÚBLICO DE LAKKA PELA primeira vez, alguns anos atrás, não era lá que eu queria estar de verdade.

Sarah e eu visitávamos Serra Leoa, uma nação de quase 9 milhões de habitantes na África Ocidental, para conhecer seus sistemas de saúde materna e neonatal. Na época, o país apresentava a taxa de mortalidade materna mais elevada do mundo: cerca de uma em cada dezessete mulheres morria durante a gravidez ou o parto, e viajáramos para lá a fim de conhecer e compartilhar histórias de pessoas afetadas por essa crise.*

Nossa viagem deveria girar em torno da crise de mortalidade materna mundial, não da tuberculose, e, em nosso último dia em Serra Leoa, eu me sentia exausto e estava doente. (Tenho uma constituição um tanto frágil no que diz respeito a doenças, assim como em relação a quase tudo mais.) Contudo, o médico com quem viajávamos nos pediu que o acompanhássemos em uma visita ao Lakka. Ele nos assegurou que o hospital, amparado

---

* Graças aos investimentos do Ministério da Saúde de Serra Leoa, em parceria com diversas organizações, a mortalidade materna no país caiu em mais de 50% nos cinco anos posteriores à nossa visita, um lembrete de que nada é permanente ou inalterável quando se trata de desigualdades na área da saúde.

pela organização mundial sem fins lucrativos Partners In Health, ficava no caminho do aeroporto e que precisava conversar com sua equipe sobre alguns casos.

Na época, eu não sabia quase nada sobre a tuberculose. Para mim, era uma doença de antanho — algo que matava poetas depressivos no século XIX, não seres humanos na atualidade. Entretanto, como um amigo me disse certa vez: "Nada é um sinal tão grande de privilégio quanto achar que a história pertence ao passado."

Quando chegamos ao Hospital Público de Lakka, logo fomos saudados por uma criança que se apresentou como Henry. "É o nome do meu filho!", exclamei, e ele sorriu. A maioria dos serra-leoneses é multilíngue, mas o inglês de Henry era particularmente bom, sobretudo para uma criança da sua idade, o que nos possibilitou ter uma conversa que fosse além das minhas poucas frases hesitantes em krio [uma das línguas locais]. Perguntei-lhe como estava, e ele respondeu: "Feliz, senhor. Encorajado." Ele adorava essa palavra. Quem não adoraria? *Encorajado*: como se a coragem fosse algo que se pudesse despertar em si mesmo e nos outros.

Meu filho Henry tinha 9 anos nessa época, e esse Henry serra-leonês devia ter mais ou menos a mesma idade — um menino de pernas longas com sorriso largo e brincalhão, vestindo shorts e uma camisa de rúgbi imensa que batia em seus joelhos. Henry segurou a barra da minha camisa e começou a me guiar pelo hospital. Ele me mostrou o laboratório, onde uma técnica observava algo no microscópio. Henry posicionou o olho no aparelho e me convidou a fazer o mesmo, conforme a jovem, que era de Freetown, explicava que a amostra continha tuberculose mesmo após o paciente ter sido tratado por vários meses com a terapia padrão. A técnica começou a me explicar sobre essa "terapia padrão", mas Henry já estava me puxando pela camisa de novo. Caminhamos pelas alas, um complexo de prédios mal ventilados que continham quartos hospitalares com janelas gradeadas e catres precários, mas nenhum banheiro. Tampouco havia eletricidade ou fornecimento regular de água. Ao meu ver, os quartos pareciam celas. Antes de ser uma instituição para tuberculosos, o Hospital Público de Lakka fora um asilo de leprosos — e parecia mesmo.

Em cada quarto ficavam um ou dois pacientes, geralmente deitados de lado ou de costas. Alguns estavam sentados na beirada das camas, encurvados. Todos esses homens (havia uma ala separada para mulheres) eram magros. Às vezes, estavam tão emaciados que a pele parecia quase embalar os ossos a vácuo. Enquanto caminhávamos por uma passagem entre dois prédios, Henry e eu vimos um paciente tomar água de uma garrafa plástica para logo em seguida vomitar uma mistura de bile e sangue. Por instinto, virei-me de costas, mas Henry continuou a olhar para o homem.

Imaginei que Henry fosse filho de alguém — talvez de um dos médicos, ou de uma das enfermeiras, ou talvez de alguém da equipe da cozinha ou da limpeza. Todo mundo parecia conhecê-lo, e todo mundo parava o que estava fazendo para cumprimentá-lo, acariciar sua cabeça ou apertar sua mão. Fiquei encantado com Henry de imediato — ele tinha alguns trejeitos parecidos com meu filho, a mesma combinação paradoxal de timidez e um desejo entusiasmado de se conectar.

Por fim, Henry me levou de volta ao grupo de médicos e enfermeiros reunidos em uma salinha junto à entrada do hospital, e então uma das enfermeiras o enxotou, rindo com ternura.

— Quem é esse menino? — perguntei.

— Henry? — disse ela. — Ele é um doce.

— É um dos pacientes com quem estamos preocupados — afirmou um médico chamado dr. Micheal.

— Ele é paciente? — perguntei.

— Sim.

— É uma gracinha de criança — falei. — Torço para que fique bem.

O dr. Micheal me explicou que Henry não era nenhum menininho. Tinha 17 anos. Seu tamanho se devia à desnutrição na infância, e depois à tuberculose, que levara seu corpo a definhar ainda mais.

— Ele me pareceu bem — afirmei. — Está cheio de energia. Me mostrou o hospital todo.

— É porque os antibióticos estão funcionando — explicou o médico. — Mas sabemos que não o bastante. Temos quase certeza de que não vai durar, e aí vai ser um problemão.

Ele encolheu os ombros e retesou os lábios.

Havia muito que eu não compreendia.

Voltei a encontrar Henry enquanto nos preparávamos para ir embora. Ele estava na entrada do hospital, e lhe perguntei se poderia tirar uma foto sua. Ele concordou, e eu o fotografei algumas vezes.

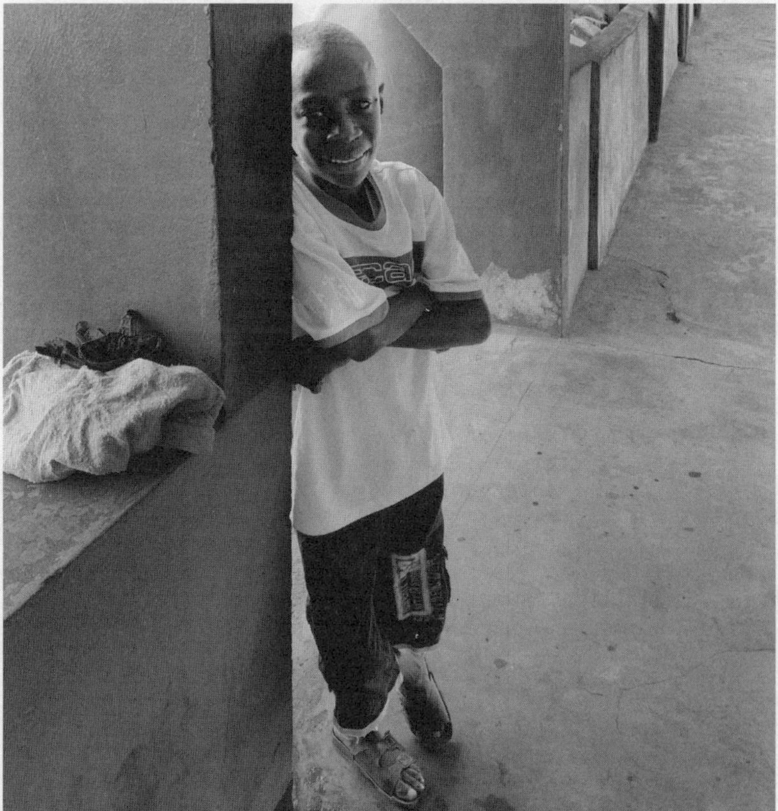

Olhamos as fotos juntos. Eu esperava que ele percebesse que eu estava sorrindo por trás da máscara. Henry não usava máscara — sua carga bacteriana estava suficientemente baixa para não representar risco de contágio. Enquanto conversávamos, percebi que eu o olhava de forma diferente do que fizera quando presumira que fosse filho de alguém do hospital. Não me parecia mais meu filho de 9 anos; agora era um rapaz emaciado. Quando ele ergueu o olhar para mim, vi manchas amareladas em suas escleras — um efeito colateral da toxicidade hepática que costuma acompanhar o tratamento ao qual ele estava submetido. Notei um inchaço na lateral de seu pescoço — algo que mais tarde descobriria ser um sinal inequívoco de que a tuberculose infectara seus gânglios linfáticos. Perguntei-lhe se tomava remédio todos os dias.

— Sim — respondeu. — Eu tomo pílulas e injeção.

— Você sente medo?

Ele arregalou ainda mais os olhos grandes, assentindo.

Henry me contou que as injeções ardiam como se sua pele estivesse queimando e que os remédios tinham muitos efeitos colaterais, mas o pior era a fome. A tuberculose ativa acaba com o apetite, causando dores estomacais e, de modo geral, inibindo a capacidade do paciente de se alimentar. Quando a infecção começa a ceder após o início do tratamento, a fome volta com tudo, o que é um bom sinal — se houver o que comer.

Anos mais tarde, uma jovem sobrevivente da tuberculose me contou sobre a fome. Eu estava no Lakka outra vez, sentado à sombra de uma enorme mangueira, um dos únicos lugares agradáveis no pátio do hospital, que, de resto, consistia de terra batida e mato. Alguém era responsável por mover de lugar bancos de madeira compridos e rústicos durante o dia para que acompanhassem a sombra da árvore. A paciente — vamos chamá-la de Marie —, sentada no banco diante de mim, se curvava para a frente, apoiando os cotovelos nos joelhos. Marie estava tão magra ao ser internada que nem conseguia andar, e uma radiografia revelou que seus pulmões não possuíam praticamente mais nenhum tecido saudável. Com 1,60 metro, ela chegou ao hospital pesando cerca de 30 quilos.

Marie me contou que, conforme recuperava a saúde, sonhava noite e dia com comida, que tinha vontade de fazer sopa de barro e comer gravetos. Imaginava como deviam ser crocantes e repletos de nutrientes ricos e macios por dentro. Não conseguia pensar em mais nada além de comida.

Quase se desculpando, uma enfermeira sentada ao nosso lado informou: "Servimos três refeições diárias a todo mundo. Porções generosas. Mas não é suficiente." Longe disso, na verdade, mas a mulher explicou que até essas três refeições ao dia pesavam no orçamento, pois a comida não era considerada um aspecto essencial do tratamento da tuberculose, e, assim, não havia verba para a alimentação. Alguns pacientes ficavam tão famintos, contou-me ela, que abandonavam o hospital e paravam de tomar a medicação, aumentando a probabilidade de que suas cargas bacterianas continuassem a se multiplicar e de que eventualmente desenvolvessem resistência aos tratamentos tradicionais. Entretanto, simplesmente não conseguiam aguentar a fome.

Em seu breve e muito bem-escrito livro de memórias, Henry se referiu à fome diversas vezes. Chamava o Lakka de "um lugar onde a esperança e o desespero se entrelaçavam [...]. Eu me encontrava em um mundo onde a comida era escassa, a água, racionada, e as roupas, inadequadas para as noites frias".

Depois de conhecer Henry, perguntei a uma enfermeira se ele ficaria bem. "Ah, adoramos nosso Henry!", ela exclamou. Então me contou como ele passara por tantas coisas ao longo de sua vida ainda tão curta. Graças a Deus, disse ela, Henry era amado por sua mãe, Isatu, que o visitava com regularidade e levava comida extra para ele sempre que podia. A maioria dos pacientes ali nunca recebia visitas. Muitos haviam sido abandonados pelos familiares; um caso de tuberculose na família era considerado uma mácula vergonhosa. Henry, no entanto, tinha Isatu.

Percebi que nada disso era uma resposta à minha pergunta.

"É uma criança tão animada", prosseguiu. "Ele alegra todo mundo. Quando podia frequentar a escola, as outras crianças o chamavam de 'pastor', pois ele vivia lhes oferecendo orações e assistência."

Contudo, isso ainda não era uma resposta.

"Vamos lutar por ele", disse-me por fim.

CAPÍTULO 2

CAUBÓIS E ASSASSINOS

APÓS VOLTAR DO LAKKA E CHEGAR EM CASA, EM Indianápolis, comecei a ler sobre a tuberculose, que parecia pipocar por todos os âmbitos da história humana — moda, guerra, geografia —, e descobri que simplesmente era incapaz de falar sobre outro assunto. Se alguém mencionava o Novo México, eu dizia: "Sabia que o Novo México virou estado, em parte, por causa da tuberculose?" Ou, se a conversa fosse sobre a Primeira Guerra Mundial: "Sabia que a tuberculose meio que causou a guerra — só que não de verdade?" Ou, numa festa de Halloween do bairro, eu podia parar na frente de um menino de 10 anos caracterizado de caubói e dizer: "Sabia que a tuberculose contribuiu para a invenção do chapéu de caubói?"

O que é verdade, aliás. Na década de 1850, um rapaz chamado John, que morava em Nova Jersey e trabalhava como chapeleiro, começou a tossir sangue. Após se consultar com um médico, ele descobriu que, de fato, contraíra tuberculose. Segundo o senso comum da época, sua única chance real de sobrevivência era mudar-se para o Oeste.

O Oeste norte-americano é associado há muito tempo às fugas, à liberdade e às derradeiras esperanças. "O Oeste é para onde todo mundo planeja ir um dia", escreveu Robert Penn Warren em *Todos os homens do rei*. "É para onde a pessoa vai quando a terra fica improdutiva e os pinheiros do velho campo exaurido avançam. É para onde vai quando recebe uma carta dizendo: Fuja, fomos descobertos." E era também para onde quem contraía a tuberculose ia com a expectativa de viver um pouco mais.

No século XIX e no início do XX, era amplamente aceito que a consumpção podia ser tratada com ar seco, algo que até certo ponto fazia sentido — os pulmões de quem contraía a doença pareciam úmidos, assim como o ar estagnado e abafado das grandes cidades norte-americanas, como Nova York e Baltimore, onde a doença grassava. As pessoas fugiam para o Arizona, o Novo México e a Califórnia, que passaram a ser conhecidos como a "terra dos novos pulmões". Um panfleto prometia com toda a ousadia: "Venha para o Oeste e viva."

Diversas cidades, tais como Pasadena e Colorado Springs, foram, em sua essência, criadas para pacientes de tuberculose e suas respectivas famílias. Entretanto, não só o ar do deserto era objeto de mitificação; os médicos também recomendavam o ar de ilhas, montanhas, florestas e até o ar italiano. A justificativa para a assim chamada "cura pela viagem" variava, exceto por uma constante: a tuberculose se alastrava nas cidades, então a solução devia estar no campo. (Essa linha de raciocínio não era exclusiva da Europa e dos Estados Unidos, embora estivesse centrada nesses lugares. O poeta japonês Masaoka Shiki também viajou em uma tentativa de melhorar da tuberculose.)

Contudo, John, nosso chapeleiro, não chegou à Costa Oeste; ele deixou sua casa em Nova Jersey e viajou até a rústica cidade fronteiriça de St. Joseph, Missouri. É difícil imaginar como o ar abafado da região podia ser visto como propício à cura da consumpção, mas John acabou se estabelecendo lá por um tempo e, como que por um milagre, começou a se sentir melhor. Por motivos que ainda não são bem compreendidos, entre 20% e 25% das pessoas se recuperam da tuberculose ativa sem tratamento, e John estava entre esses poucos sortudos.

Recobrando a saúde ao longo dos anos seguintes, John notou um detalhe sobre o Oeste: os chapéus eram péssimos. Comerciantes de peles de ascendência europeia usavam gorros de pele de guaxinim, muitas vezes infestados de insetos. Os que chegavam ao Missouri vindos do Texas e do México, por sua vez, tendiam a usar chapéus de palha de abas largas que os protegiam do sol, mas não da chuva. Assim, após regressar ao Nordeste do país com sua tuberculose sob controle, John B. Stetson criou um novo modelo de chapéu que com o tempo veio a ser conhecido como chapéu de caubói. (E, às vezes, simplesmente como Stetson.)*

Eu tampouco estava brincando sobre o Novo México. Mesmo após se tornar território dos Estados Unidos em 1848, o lugar era encarado com desconfiança por muitos brancos norte-americanos. Afinal, povos nativos ou pessoas que tinham o espanhol como primeira língua eram maioria no território. Assim, apesar de o Novo México dispor das instituições necessárias para se tornar estado, uma população grande o suficiente e uma ampla maioria de eleitores favoráveis à mudança, o Congresso norte-americano rejeitou repetidas vezes suas tentativas de ser de fato integrado à União.

Para agradar o Congresso, as autoridades do Novo México perceberam que precisavam atrair uma população maior de brancos e falantes de inglês, e assim teve início a missão de atrair os infectados pela tuberculose provenientes do Nordeste e do Sul norte-americanos com a promessa de ar do deserto, céu limpo e cuidados médicos de ponta. Esse plano funcionou — em 1910, cerca de 10% da população *total* do Novo México era composta por pacientes de tuberculose, e, com esses novos habitantes brancos, o Congresso enfim cedeu, e o Novo México veio a ser o 47º estado norte-americano em 1912.

---

* Stetson teve vida longa e fez uma vasta fortuna, que doou quase inteiramente para escolas, abrigos para pessoas em condição de rua e bancos de alimentos.

A tuberculose causou a Primeira Guerra Mundial? Não de verdade, mas defendo que deveria ser elencada como uma causa menor, junto às principais — o sistema de alianças europeias no início do século XX, a militarização crescente, a expansão dos impérios etc.

Como você deve se lembrar das aulas de história, a Grande Guerra começou após o assassinato do arquiduque austro-húngaro Francisco Ferdinando, um episódio que, no que tange a assassinatos, foi um tanto farsesco. De um lado, havia a comitiva de apoio extremamente incompetente do arquiduque, e, do outro, um grupo extremamente incompetente de assassinos, metade dos quais sofria de tuberculose.

No início de 1914, o arquiduque e sua esposa fizeram planos de visitar Sarajevo, parte do Império Austro-Húngaro, embora uma parte um tanto relutante. Muitos habitantes da região dos Bálcãs desejavam ver suas comunidades, que haviam sido marginalizadas por tanto tempo, alçadas a estados independentes, e entre eles havia três adolescentes de Belgrado — Nedjelko Čabrinović, Trifko Grabež e Gavrilo Princip. Todos tinham 19 anos e ligações com a Mão Negra, um grupo revolucionário liderado por oficiais do Exército sérvio que desejavam libertar a Sérvia do Império Austro-Húngaro.

Čabrinović, Grabež e Princip estavam em um estágio avançado da tuberculose. Sabiam que morreriam em breve. Como afirmou John Simkin: "Portanto, estavam dispostos a dar a vida pelo que acreditavam ser uma grande causa." Assim, quando se espalhou a notícia de que Francisco Ferdinando faria uma visita a Sarajevo (em um carro aberto, ainda por cima), os três jovens viajaram para lá determinados a assassinar o arquiduque. Já na cidade, eles se uniram a três outros conspiradores, e cada um dos seis recebeu uma arma, bombas e uma cápsula de cianureto, com instruções para cometer suicídio depois que o arquiduque fosse morto.

A missão foi uma retumbante catástrofe. Três deles (os três sem tuberculose!) acabaram impossibilitados de agir ou desistiram, mas com os rapazes de Belgrado a história foi diferente. Čabrinović foi o primeiro a avistar o arquiduque no trajeto do desfile; ele jogou uma bomba na direção do carro de Francisco Ferdinando, mas errou e feriu várias pessoas em outro carro. A seguir, Čabrinović engoliu sua cápsula de cianureto, que na verdade continha veneno em quantidade insuficiente para matá-lo, então ele pulou em um rio para tentar se afogar, mas a água era rasa demais e ele logo foi capturado.

O carro do arquiduque se afastou depois disso, e os demais conspiradores desistiram. A essa altura, depois de quase morrer, Francisco Ferdinando provavelmente deveria ter voltado ao seu hotel, mas alguém em sua comitiva o convenceu a *continuar circulando por Sarajevo*, dizendo: "Pensa que a cidade está cheia de assassinos?"

Minutos mais tarde, o motorista, que não conhecia Sarajevo muito bem, pegou a rua errada e começou a manobrar para voltar. E não é que parou o carro bem na frente de Gavrilo Princip? Princip atirou e matou tanto o arquiduque quanto a duquesa Sophie, e em seguida engoliu a cápsula de cianureto, que também falhou em acabar com sua vida. Assim, ele e os demais conspiradores foram presos. No Império Austro-Húngaro, não se permitia aplicar a pena de morte a adolescentes, mas o governo não precisou de um pelotão de fuzilamento. Todos os três morreriam de tuberculose antes do fim da guerra.

É fascinante observar os momentos em que a tuberculose atravessa o caminho da história, mas é arriscado alegar que, por exemplo, a doença de Princip causou a Primeira Guerra Mundial, ou que a tuberculose levou o Novo México a se tornar um estado norte-americano, e assim por diante. Analisar a história apenas por determinado prisma gera distorções, porque a história é complexa demais para que uma única forma de a encarar seja suficiente.

E, de um modo ou de outro, embora eu seja fascinado por como a tuberculose moldou a cultura e a história, o mais importante a meu ver é como a cultura moldou a tuberculose.

A infecção sempre explorou as inclinações e vieses inconscientes da humanidade, avançando pelos caminhos tortuosos que a injustiça cria. É óbvio que a bactéria não tem consciência do que faz, mas, por séculos, a doença se aproveitou das forças sociais e do preconceito para proliferar onde quer que os sistemas de poder desvalorizassem a vida humana — experiência que Henry e sua mãe, Isatu, conheciam muito bem em Serra Leoa.

CAPÍTULO 3

VEJA NOSSAS FERROVIAS

É COMUM OUVIRMOS QUE SERRA LEOA É UM PAÍS pobre, mas isso não é verdade. O país é excepcionalmente rico, com uma vasta riqueza mineral, sobretudo diamantes, que, ao longo de séculos de colonialismo, incrustaram bem mais de uma coroa britânica. Após a conquista da independência em 1961, o novo governo enfrentou dificuldades para fazer a transição de uma economia baseada no extrativismo. Isso se deveu, em parte, ao fato de que os sistemas para extrair e exportar diamantes e minerais eram mais desenvolvidos e robustos do que todos os demais setores econômicos e, em parte, porque a independência não mudou o fato de que muitos dos recursos mais valiosos de Serra Leoa eram (e continuam sendo) de propriedade estrangeira. Embora a economia tenha crescido e a expectativa de vida tenha aumentado após a independência, o país permaneceu profundamente mergulhado na pobreza.

O dr. Bailor Barrie, médico serra-leonês, disse-me certa vez: "Se você quer compreender por que Serra Leoa é pobre, precisa ver um mapa de nossas ferrovias." E assim fiz. Veja o mapa na página seguinte.

As ferrovias, construídas durante o domínio colonial, não serviram para conectar as pessoas umas às outras, e sim as regiões ricas em minério ao litoral do país, de onde os minerais podiam ser exportados. O Império Britânico estava no ramo da extração de recursos, de modo que os sistemas construídos para manter suas operações eram voltados a isso. Havia escolas? Algumas, para formar servidores do império. Havia clínicas? Algumas, para cuidar dos servidores do império. Contudo, o principal papel do império em Serra Leoa era *pilhar* as riquezas do país da forma mais rápida e eficiente possível.

No hemisfério Norte, ainda escutamos, às vezes, alguém falar sobre os benefícios do colonialismo; de como teria levado estradas, hospitais e escolas às regiões colonizadas. Mas esse ponto de vista não é sustentado por evidências sólidas. Em 1950, a expectativa de vida na Grã-Bretanha era de 69 anos. Em Serra Leoa, após 150 anos de domínio colonial, a expectativa de vida era inferior a 30 anos, relativamente similar à expectativa de vida de humanos pré-modernos que viveram entre 5 mil e 50 mil anos atrás. Em geral, a infraestrutura colonial era construída não para favorecer as comunidades, e sim para esvaziá-las.

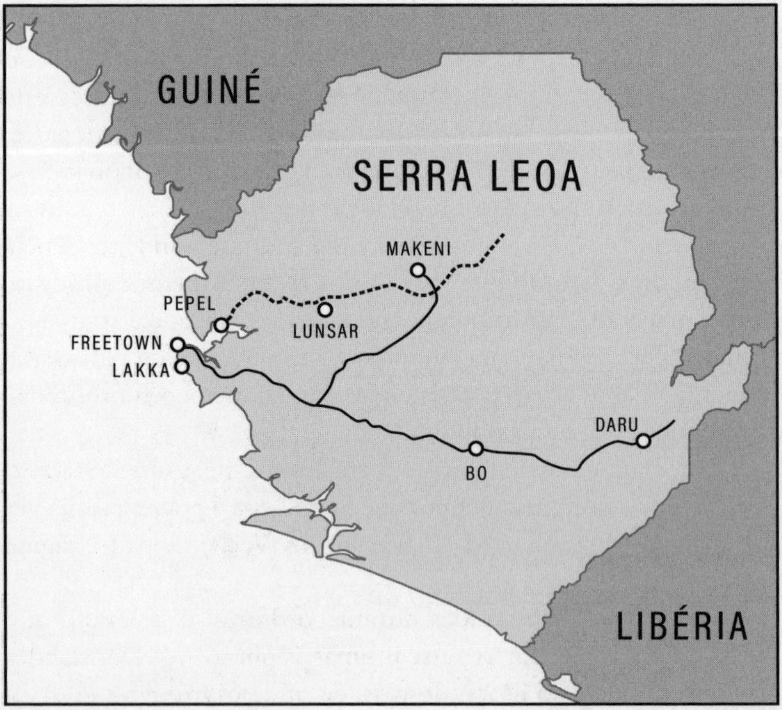

Serra Leoa permaneceu como um protetorado britânico por séculos, mas, mesmo antes de ser formalmente controlado pelos ingleses, o país foi aterrorizado por eles. O historiador Stephen Greenblatt me mostrou o relato escrito por um comerciante chamado John Sarracoll sobre uma viagem a Serra Leoa entre 1586 e 1587:

> No dia 4 de novembro, desembarcamos em um vilarejo dos negros [...]. O lugar era composto por cerca de duzentas casas e cercado por árvores altaneiras e estacas tão compactas que até para um rato seria difícil entrar ou sair. Mas calhou de chegarmos a um portão que não estava fechado, por onde entramos com tamanha fúria que todos os moradores fugiram da cidade, a qual descobrimos ser lindamente construída segundo seus costumes, com ruas tão intrincadas que tivemos dificuldade em encontrar a saída por onde entramos. Achamos suas casas e ruas tão [...] bem cuidadas que isso foi causa de admiração para todos nós, pois tanto nas casas como nas ruas a poeira encontrada não daria para encher uma casca de ovo. Encontramos poucas coisas dentro das casas além de alguns tapetes, cabaças e potes de barro. Ao partirmos, nossos homens atearam fogo ao vilarejo, que foi consumido (em sua maior parte) em quinze minutos, pois os telhados das casas eram feitos de junco e palha.

Essa história de destruição e violência se intensificou com o tráfico transatlântico de escravizados. Nos séculos XVIII e XIX, cerca de 400 mil pessoas que habitavam a região que hoje é Serra Leoa foram raptadas e vendidas, e o terror se alastrou pela região. Os caçadores de escravizados às vezes invadiam casas no meio da noite e levavam famílias inteiras. Outras vezes, crianças e jovens eram sequestrados enquanto caçavam ou buscavam água. Certa vez, um menino do povo Mende foi capturado enquanto caminhava por uma estrada chamada Kaw-we-li, ou "Rua da Guerra", por ser considerada tão perigosa. Ele tinha cerca de 6 anos quando foi tirado de sua família e forçado a embarcar em um navio negreiro. Quando adulto, atendia pelo nome de Kaw-we-li, que alguns estudiosos especulam ter sido como os próprios traficantes de escravizados o chamavam: pelo nome da estrada onde fora sequestrado. O mais provável é que o jovem Kaw-we-li tenha perdido a memória de seu nome de nascença, fosse ele qual fosse.

O comércio escravagista foi o responsável direto por milhões de mortes, pelo fechamento de rotas comerciais e por revirar a ordem social. Comunidades foram devastadas, não só porque muitos eram arrancados de suas terras e famílias, como também porque a maioria das opções de atividade econômica — desde viajar com produtos a vendê-los no mercado — acarretava o risco de sequestro.

No caso de Serra Leoa, a história tem uma complexidade especial. Em 1783, a Grã-Bretanha emancipou alguns escravizados que haviam lutado pelas forças britânicas na Guerra Revolucionária Americana.* Como resultado, após a guerra, pelo menos 4 mil soldados recém-emancipados foram realocados para a Nova Escócia, no Canadá. No entanto, muitos deles permaneceram infelizes por lá, onde, além de continuar a sofrer discriminação, tinham que conviver com o clima extremo. Assim, em 1791, um legalista negro chamado Thomas Peters reivindicou junto às autoridades coloniais que a comunidade fosse transferida para uma nova colônia, na África Ocidental. O lugar ficou conhecido como Freetown e veio a ser a capital do território britânico colonizado de Serra Leoa. Nas décadas seguintes, milhares de escravizados emancipados e líderes de revoltas foram transportados para Freetown, muitos deles negros dos Estados Unidos, Canadá ou Jamaica. Seus descendentes são conhecidos até hoje em Serra Leoa como krios.

A partir de 1807, o Império Britânico proibiu o tráfico escravagista (embora a propriedade individual de escravizados tenha continuado até 1833), e, quando a Real Marinha britânica encontrava e capturava um navio negreiro, ela "emancipava" os escravizados

* Vale a pena refletir sobre o significado disso no contexto da história norte-americana e das concepções dos estadunidenses sobre a liberdade: os negros que foram a combate pelos britânicos tinham muito mais chances de obter a emancipação do que os que lutaram pela independência dos Estados Unidos.

e os reassentava em Freetown, a despeito de seus respectivos locais de origem. E assim Freetown cresceu, e, com ela, a enorme diversidade da cidade. A língua do povo krio, de mesmo nome, contém muitas palavras do inglês, mas também uma imensa variedade de línguas da África Ocidental, e atualmente é a língua franca de Serra Leoa. À medida que Freetown se tornava o centro econômico da colônia em formação, pessoas de inúmeros grupos étnicos também migravam para a cidade que crescia.

Henry, o menino que conheci no Hospital Público de Lakka, era filho de pai krio, de modo que é provável que suas raízes nos Estados Unidos se estendam muito além das minhas. (Meus antepassados se estabeleceram na América apenas no fim do século XIX.)

É verdade, e importante destacar, que muitos serra-leoneses são de fato pobres — segundo as Nações Unidas, 59% da população de Serra Leoa vive na "pobreza multidimensional". Entretanto, é igualmente verdade que muitos não são pobres, que o país é diverso em termos econômicos, religiosos e culturais, e que quaisquer tentativas de essencializar uma nação de 9 milhões de habitantes correspondem a um tipo de perspectiva extremamente simplista que ilude mediante a destilação. Dito isso, é importante compreender que o país sofreu repetidas crises devido sobretudo não à corrupção ou à incompetência de seus funcionários públicos (embora isso de certo modo tenha desempenhado um papel), e sim à onipresença da história.*

* A corrupção contribui para a pobreza de Serra Leoa, mas, em primeiro lugar, a incompetência do governo não é exclusiva dos países pobres e, em segundo lugar, embora a corrupção seja um problema significativo pelo mundo afora, em um nível muito fundamental Serra Leoa simplesmente não dispõe de capital suficiente para construir um sistema de saúde funcional. Países como a Alemanha e o Reino Unido destinam cerca de 12% do PIB à saúde. Se Serra Leoa dedicasse essa mesma porcentagem de sua economia à saúde, o país teria cerca de 60 dólares per capita anuais para isso, algo que não daria para custear dois meses da minha receita de Lexapro, muito menos para construir um sistema de saúde funcional.

As pessoas às vezes tentam explicar a pobreza de Serra Leoa puramente pela ótica da geografia física — os rios da África Ocidental não seriam longos ou navegáveis o suficiente; não haveria bons portos o bastante; a "maldição" dos recursos minerais levaria ao desenvolvimento da economia com foco na extração e não no investimento etc. Contudo, essas explicações ignoram a história. Até o século XV, os europeus em geral imaginavam que os africanos ocidentais eram ricos e poderosos. (E de fato é provável que o indivíduo mais rico que a humanidade já viu tenha sido Mansa Musa, soberano do Império do Mali.) Não há nada de inexorável nem natural acerca do empobrecimento de países como Serra Leoa.

A mãe de Henry, Isatu, nasceu em 1968, sete anos depois de Serra Leoa ter se tornado uma nação independente. Ela cresceu no distrito de Bonthe, no sul do país. Sua família era Mende, um dos maiores grupos étnicos de Serra Leoa, bem como uma das etnias mais assoladas pelo tráfico transatlântico de escravizados. Quando criança, ela ouvia histórias sobre as incursões de caçadores, que continuaram por muito tempo depois de a escravização ter sido abolida no Império Britânico.

Quero tomar o cuidado aqui de não imaginar a infância de Isatu como meramente pobre, nem meramente oprimida, nem meramente seja lá o que for. Sim, é verdade que ela cresceu em uma aldeia onde a desnutrição era comum, e que muitas vezes passou fome, sobretudo após a morte de seu pai, quando ela tinha 10 anos. No entanto, suas lembranças desses anos iniciais em Bonthe são felizes, um tempo de "alegria, alegria, alegria", em que ia à escola e frequentava a igreja aos domingos.* Ela adorava estudar (e era ótima aluna). Além disso, tinha muitos amigos e apreciava

* Cerca de 70% do povo Mende em Serra Leoa é composto por muçulmanos, mas comunidades e casamentos interreligiosos são comuns. Isatu e sua família são cristãos evangélicos.

que sempre houvesse por perto outras crianças que a conheciam e gostavam dela. As crianças inventavam jogos e brincadeiras, e depois divergiam quanto às regras. Quando Isatu descreveu sua infância para mim, peguei-me pensando em um poema de 1968 de Nikki Giovanni, "Nikki-Rosa", que começa assim:

> *memórias de infância são sempre um porre*
> *se você é negra*
> *você sempre se lembra de coisas como viver em Woodlawn,*
> *sem banheiro dentro de casa*
> *e se um dia fica famosa ou coisa assim*
> *nunca falam de como você era feliz por ter*
> *sua mãe*
> *só para si, nem*
> *de como podia ser gostosa a água do banho*
> *em uma daquelas*
> *enormes banheiras que o pessoal em Chicago usa pra fazer churrasco*

Numa dessas ocasiões em que Isatu conversava comigo sobre sua infância, o intérprete usou a palavra *woven* [entrelaçados]. "Eu e meus amigos éramos entrelaçados."

Não faço ideia de como seja crescer em uma aldeia segura e estável no sul de Serra Leoa, mas sei como é a alegria proveniente da sensação de estar entrelaçado ao tecido social, sentindo-se parte do mundo e não à parte dele, e é assim que Isatu sempre descreveu seus anos iniciais para mim. Mas então veio a guerra.

Em 1991, quando Isatu estava com 23 anos, explodiu em Serra Leoa uma guerra civil prolongada e pavorosa. O conflito acabaria por custar a vida de mais de 50 mil serra-leoneses e deixar milhões traumatizados. Parte do terror, explicou-me Isatu, era que tanto uma facção como a outra podiam entrar em sua aldeia a qualquer momento para saquear e incendiar, massacrando quem encontrasse. A ameaça ia além da morte de indivíduos: representava a morte da comunidade.

A família de Isatu, como tantas outras, mudou-se para Freetown, considerada uma região poupada do pior da violência.

Durante esse período de relativa segurança em sua vida, Isatu conheceu o pai de Henry na igreja, e, assim que descobriu que estava grávida, a guerra chegou a Freetown. Os rebeldes tomaram a cidade. "Não havia um lugar específico para ir, porque os soldados circulavam por toda Freetown, matando as pessoas", contou-me ela. "Eu ia de um lugar a outro, me hospedando na casa de amigos e parentes. Foi o período mais difícil da minha vida. Eu estava grávida, e não conseguia encontrar comida suficiente. Não podia ir à clínica. Certos dias não tinha nem onde me abrigar. Sobrevivi apenas pela graça de Deus."

Henry nasceu na clínica, mas, dois anos depois, quando chegou sua irmãzinha, Favor, as clínicas e hospitais em Freetown estavam tão carentes de verba e funcionários que Isatu achou mais seguro dar à luz em casa. Quando a guerra enfim terminou, em 2002, Isatu, aos 34 anos, era mãe de duas crianças pequenas. A essa altura, seus sonhos de fazer faculdade haviam ficado para trás, e ela trabalhava em um mercado, vendendo óleo de cozinha e produtos de limpeza com sua irmã.

Quando conversei com Isatu pela primeira vez, ela perguntou o nome de minha esposa e filhos. "Sarah, Henry e Alice", respondi. Como conversávamos por meio do intérprete, fiquei surpreso quando ela me respondeu em inglês: "Esposa Sarah, filho Henry, filha Alice", repetiu para mim. "Vou orar por eles." Às vezes, quando alguém diz que vai orar por nós, temos a impressão de que é só da boca para fora. Contudo, esse não era o caso de Isatu.

CAPÍTULO 4

"CONTRA A QUAL A RIQUEZA NUNCA RESGUARDOU"

É UM FATO ESTRANHO DA HISTÓRIA HUMANA QUE tendamos a focar tão pouco as doenças. No curso introdutório sobre a história da humanidade que fiz na faculdade, aprendi sobre guerras, impérios e rotas comerciais, mas muito pouco se falou de micróbios, ainda que as enfermidades sejam um aspecto determinante da vida humana. Como escreveu Virginia Woolf em *Sobre estar doente*, considerando "todo o abatimento físico e moral que a mais leve gripe traz à tona [...] é um tanto estranho que a doença não tenha assumido seu lugar junto do amor, da guerra e do ciúme entre os grandes temas da literatura".

Isso pode se dever em parte à natureza da dor. Como escreveu Barbara Duden, "A dor reside no corpo. Não deixa pistas para o historiador, a menos que as queixas a seu respeito sejam registradas". Entretanto, me pergunto se também não ignoramos a doença devido às nossas preferências por narrativas sobre agência e controle. Gostamos de nos imaginar capitaneando os navios de nossas vidas, de pensar que a história humana diz respeito em grande parte às nossas escolhas. Talvez se devam a isso os rumores que circularam por milênios de que Alexandre, o Grande, morreu envenenado, embora quase decerto a causa tenha sido febre tifoide ou malária. Simplesmente nos recusamos a viver em um mundo em que um todo-poderoso imperador pode ser derrubado por meras infecções. Só que a história, ai de nós, não se resume a um registro do que fizemos: ela também é um registro do que foi feito conosco.

Sabemos que a tuberculose nos acompanha há muito tempo. Múmias do antigo Egito que datam de 5 mil anos exibem as deformidades características da tuberculose óssea, em que as bactérias abrem pequenos buracos no esqueleto, deixando os ossos parecidos com corais mortos. A tuberculose foi uma das poucas doenças infecciosas presentes tanto nas Américas como na massa continental que abrange África, Europa e Ásia antes que o intercâmbio colombiano tivesse início, em 1492; as evidências arqueológicas indicam a presença da tuberculose nas Américas há pelo menos 2 mil anos* e na China há pelo menos 5 mil. Contudo, evidências genéticas recentes sugerem que a história pode ir bem mais longe — nossa espécie existe há cerca de 300 mil anos, mas ao que tudo indica outras espécies de hominídeos já apresentavam contágio por doenças semelhantes à tuberculose 3 milhões de anos atrás. De fato, a tuberculose consta no *Guinness World Records* como a doença infecciosa mais antiga do mundo.

Na China Antiga, a tuberculose era conhecida por um termo traduzido como "exaustão pulmonar". Em hebraico antigo, era chamada de *schachepheth*, cujo significado é "definhamento", e é mencionada no Tanakh. O famoso médico grego Hipócrates também escreveu sobre a tuberculose, que, entre os gregos, era conhecida como *phthisis*, tísica, derivada de uma palavra para "deteriorar-se".

"De todas as moléstias", explica Hipócrates, "ela era a mais virulenta e a mais difícil, e nenhuma outra causou mais mortes".

* Há uma boa probabilidade de que focas infectadas com tuberculose tenham levado a doença da Afroeurásia para as Américas.

Hipócrates aconselhava seus alunos a nem tentar tratar a tísica, pois o fracasso seria inevitável, levando-os a parecer curandeiros incompetentes. Por volta de 200 d.C., surgiu um novo termo chinês para a consumpção: *huaifu*, ou seja, "palácio destruído". Um manual chinês de medicina da época dizia: "Medicações tóxicas não a curam; pequenas agulhas são inócuas."

Todos esses nomes — independentemente de se referirem à deterioração ou à devastação do corpo — indicam uma importante faceta da tuberculose, que é a perda de peso e a emaciação causada pela falta de apetite e pela dor abdominal extrema. Também é por isso que a doença era amplamente conhecida como "consumpção" até o século XX: parecia consumir o próprio corpo, encolhendo-o e murchando-o. Mais de oitocentos anos atrás, monges taoístas começaram a se referir a ela como *shīzhài*, "doença de cadáver", referindo-se ao fato de que a tuberculose transformava a pessoa em um morto-vivo.

Diferentemente de muitas outras doenças, durante a maior parte da história humana a consumpção pareceu agir de forma indiscriminada, matando ricos e pobres, tolos e gênios. Charles Dickens a chamou de uma doença "contra a qual a riqueza nunca resguardou", e, de fato, entre suas vítimas estava o homem mais rico do século XIX, Jay Gould. John Bunyan chamou a consumpção de "soberana de todas as enfermidades letais" por sua onipresença e gravidade. Vítimas da doença incluíram o rei da Inglaterra Henrique VII, Paul Laurence Dunbar, Eleanor Roosevelt, Lin Huiyin, Simón Bolívar, Franz Kafka, o rei da França Luís XIII, John Keats, o sultão Mamude II e todas as três irmãs Brontë.

Como a tuberculose é transmitida e mata muito devagar, não se assemelha a uma peste que devasta comunidades inteiras, em que um membro da família adoece e todos os demais ficam doentes alguns dias depois. Ela também difere de doenças como a cólera, que ataca sobretudo os mais pobres. E tampouco é como o câncer ou as cardiopatias, que acometem uma pessoa, mas raramente parecem se disseminar. Às vezes, a consumpção parecia atacar famílias inteiras; outras vezes, parecia atacar de modo aleatório. (Luís XIII, por exemplo, morreu da doença, mas sua esposa e seus filhos não foram acometidos.)

Justamente por ser tão diferente de outras doenças contagiosas, as interpretações clássicas da tuberculose variavam muito. Na China Antiga, a *huaifu* era de um modo geral considerada infecciosa, mas também acreditava-se que fatores relacionados ao estilo de vida podiam agravá-la. (Um livro afirmava que era possível a pessoa contrair consumpção "por sobrecarregar a mente e exaurir suas energias, prejudicando o *ch'i* e afrouxando o esperma".) Na Grécia Antiga, Hipócrates a considerava um mal hereditário, escrevendo que "consumptivos geram consumptivos". Outros gregos, incluindo o médico Galeno, acreditavam que a doença era contagiosa. Na Índia Antiga, acreditava-se que a consumpção fosse causada por fadiga extrema, ansiedade e fome. Em outras comunidades, ela era tida como consequência de maldição, envenenamento ou possessão demoníaca.

Alguns pensadores clássicos chegaram até a se aproximar de uma teoria microbiana das doenças muito antes de surgir o microscópio para confirmá-la. Por volta de mil anos atrás, o estudioso e poeta persa Ibn Sina escreveu que a tuberculose e outras doenças eram causadas quando o corpo era "contaminado por organismos estranhos que não são visíveis a olho nu".

Mesmo setecentos anos após Ibn Sina ter proposto que a consumpção podia ser causada por organismos invisíveis, não havia tratamentos efetivos. Ibn Sina adotou o uso de alho no tratamento da tuberculose, que de fato tem propriedades antimicrobianas, mas não são fortes o suficiente para tratar a doença de forma efetiva. Textos indianos recomendavam, entre outros tratamentos, o consumo de carne e álcool, bem como repouso. Nutrição adequada e repouso são de fato bons para tratar a tuberculose ativa, embora sejam mais eficazes em prevenir seu surgimento.

A sangria era um tratamento comum (e totalmente ineficaz) na Europa; nas Américas, utilizavam-se remédios à base de ervas, alguns dos quais eram úteis, embora não curassem. O tratamento da tuberculose pelo mundo afora ia de esfregar gordura de abutre no peito à ingestão de leite humano, do sacrifício humano à acupuntura. Identificar um tratamento eficaz era ainda mais difícil pelo fato de que o paciente às vezes parecia se recuperar, mas adoecia outra vez, ou parecia adoecer após o tratamento, mas depois se recuperava. A consumpção não fazia muito sentido.

E, ao menos nesse aspecto, ela não mudou muito. A tuberculose é, em muitos níveis, uma doença esquisita. A infecção pode permanecer dormente por décadas, ou a vida inteira. O progresso da doença é imprevisível: ela pode matar a vítima em alguns meses, ou levar anos, ou não matar. O tratamento pode parecer eficaz e de repente a doença volta com tudo, por razões que ainda não são muito bem compreendidas.

Grande parte dessa estranheza tem relação com o próprio agente infeccioso. Neste momento, mais de 2 bilhões de pessoas estão infectadas por um microrganismo chamado *Mycobacterium tuberculosis*. Isso mostra o quanto a doença pode ser contagiosa: um caso não tratado de tuberculose ativa dissemina a infecção entre dez e quinze pessoas por ano, em média.* Podemos contrair tuberculose em um ônibus lotado ou convivendo com alguém infectado em casa ou no trabalho etc. Com menos frequência, o contágio também se dá por meio de outros mamíferos — pelo consumo de carne de foca contaminada ou de leite cru de uma vaca infectada.

A *M. tuberculosis* é uma predadora humana quase perfeita, em parte porque se move muito devagar. A bactéria tem uma taxa de crescimento extremamente lenta. Enquanto a *E. coli* consegue dobrar de quantidade mais ou menos a cada vinte minutos em um ambiente laboratorial, a *M. tuberculosis* dobra de quantidade aproximadamente *uma vez por dia*. E assim a infecção simples-

* Para efeitos de comparação, uma gripe geralmente transmite para uma ou duas pessoas; no caso da Covid-19, entre 1,4 e 2,4 indivíduos.

mente leva um tempo muito maior para adoecer o hospedeiro, na medida em que a contagem bacteriana permanece baixa, proporcionando ao sistema imunológico tempo de sobra para erguer uma defesa contra o patógeno.

Entretanto, há um problema: a *M. tuberculosis* cresce tão devagar porque leva um longo tempo para construir sua parede celular extraordinariamente grossa e adiposa, que representa um inimigo formidável para nossa imunidade. Os leucócitos têm dificuldade de penetrar a parede celular para matar a bactéria por dentro. Na verdade, é tão difícil para nossas células de defesa penetrarem a parede da bactéria que em geral elas a envolvem, formando uma esfera de tecido calcificado conhecida como tubérculo.* A bactéria da tuberculose é capaz de sobreviver dentro desses tubérculos, replicando-se muito devagar e se alimentando de tecido morto. Esse tipo de infecção, às vezes conhecida como tuberculose latente, costuma durar a vida inteira sem nunca deixar seu portador doente. A maioria das pessoas infectadas com tuberculose jamais vai adoecer porque as bactérias vão continuar contidas dentro dos tubérculos, impedindo seu progresso para a fase ativa da doença. No entanto, em 5% a 10% dos infectados, o sistema imunológico é incapaz de produzir leucócitos suficientes para envolver as bactérias, e a *M. tuberculosis* consegue crescer e se multiplicar nos pulmões ou em outras partes do organismo. O corpo é pouco a pouco tomado pela infecção (e pela inflamação resultante do sistema imunológico), levando eventualmente à morte.

A maioria dos casos de tuberculose ativa ocorre até dois anos após a infecção inicial, mas às vezes ela pode permanecer adormecida por décadas até subitamente eclodir em uma doença ativa. Em geral, os fatores que levam à doença ativa são inequívocos: um sistema

* A palavra "tubérculo" descreve uma estrutura arredondada e protuberante; a batata, por exemplo, é um tubérculo.

imunológico comprometido pelo HIV, pela desnutrição, pelo estresse e pela poluição podem desencadear a doença. Medicamentos imunossupressores usados no tratamento de doenças autoimunes como colite ulcerativa às vezes também levam à tuberculose ativa (por isso, em comerciais de remédios nos Estados Unidos, é comum ver a tuberculose listada entre os possíveis efeitos colaterais). Contudo, em outras situações as causas permanecem misteriosas; algo muda no equilíbrio fisiológico e o corpo, aos poucos, é dominado pelas bactérias.

Quando a doença se torna ativa, seu progresso é extremamente imprevisível. Por motivos que não compreendemos totalmente, alguns pacientes se recuperam sem tratamento. Outros sobrevivem por décadas, mas com sequelas permanentes, incluindo problemas pulmonares, fadiga incapacitante e dolorosas deformidades ósseas. Quando não tratada, porém, a maioria das pessoas com tuberculose ativa acaba morrendo da doença. Seus pulmões entram em colapso ou se enchem de líquido. As cicatrizes deixam tão pouco tecido pulmonar saudável que respirar se torna impossível. A infecção se espalha para o cérebro e a coluna. Ou o paciente sofre uma hemorragia súbita e incontrolável, que logo leva à morte conforme o sangue inunda os pulmões.

Agora voltemos a 1804, ano em que o filho de James Watt, Gregory, morreu de tuberculose. Em maio daquele ano, Napoleão Bonaparte foi coroado imperador da França; em julho, Aaron Burr matou Alexander Hamilton em um duelo de pistolas. Sei que tudo isso cheira a história antiga, mas não é. Até 2025, cerca de 117 bilhões de humanos modernos já terão passado pelo mundo. Desses, mais de 100 bilhões nasceram antes de 1804. Quase tudo que já aconteceu conosco, e quase todo mundo que já existiu, veio antes desse ano.

No entanto, na área da saúde, a existência humana em 1804 era completamente diferente. Os nativos sul-americanos haviam descoberto que a casca de quinquina era eficaz na prevenção da malária, e os africanos ocidentais e povos turcos desenvolveram a inoculação como estratégia para reduzir o risco de varíola. Havia remédios eficazes para algumas doenças; plantas com propriedades antimicrobianas eram amplamente usadas nas medicinas tradicionais, assim como compostos anti-inflamatórios (sobretudo o ácido salicílico, que seria um dia usado para a produção da aspirina). Entretanto, havia relativamente poucas intervenções de alta qualidade na saúde, e a expectativa de vida em 1804 não era muito diferente do que fora um milênio antes.

Cirurgias eram, em geral, fatais, se não pela própria operação, em consequência das infecções bacterianas subsequentes. Nenhuma cidade no mundo contava com um bom sistema de saneamento nem acesso regular à água potável. Os que recebiam tratamento médico não tinham probabilidade muito maior de sobreviver a uma doença do que aqueles tratados por curandeiros, e a maior parte do que hoje chamamos de "medicina moderna" simplesmente não existia. Pense em uma clínica contemporânea e depois vá removendo, um a um, todos os itens que ainda não estavam disponíveis em 1804: obviamente, não havia antibióticos para tratar doenças bacterianas (o primeiro só surgiu em 1945) ou medicamentos antivirais (1967). Não havia antissépticos nem conhecimento para produzi-los, porque ninguém sabia que as doenças podiam ser causadas por microrganismos.

Martelos de reflexos neurológicos, usados para testar a condução nervosa em joelhos e cotovelos, só surgiram em 1888. Não havia otoscópio, instrumento com luz e ampliação usado para examinar o ouvido, antes de 1830. O primeiro estetoscópio, instrumento essencial para auscultar o coração, os pulmões e o aparelho gastrointestinal, foi desenvolvido apenas em 1816. Também não havia aparelhos de raios X (1895) nem esfigmomanômetro para medir a pressão arterial (1881). Tudo isso significa que, na verdade, era impossível visualizar ou entender o corpo humano por dentro enquanto seu dono estivesse vivo.

Pelo fato de o corpo ser um fenômeno inteiramente externo, a medicina europeia dava grande importância ao fluxo dos diversos líquidos do interior para o exterior. Acreditava-se que os chamados "quatro humores" — sangue, fleuma, bile amarela e bile preta — precisavam estar em equilíbrio para o corpo permanecer saudável. A doença era vista como consequência de uma desregulação desses humores (excesso ou falta de um ou outro). Assim, o tratamento podia envolver a aplicação de sanguessugas, a indução do vômito para modificar a quantidade de bile no organismo ou até a recomendação de que o paciente cuspisse o catarro em vez de engolir.

Para tentar compreender a medicina dessa época, às vezes penso em Johann Storch, médico alemão do século XVIII, cujos pacientes foram tema do brilhante livro de Barbara Duden, *The Woman Beneath the Skin* [A mulher sob a pele]. Em uma passagem, o dr. Storch tenta imaginar o destino de um alfinete engolido pela auxiliar de costura de um alfaiate. "Ele poderia sair por praticamente qualquer lugar: por um caroço próximo ao umbigo, pela urina, com o excremento, pela vulva, por um abscesso na panturrilha ou, após dezoito anos, pela perna." Tudo isso para mostrar que, três gerações atrás, um médico alemão não fazia ideia de que o corpo humano contivesse um aparelho digestivo.

Então, como se chegava a um diagnóstico? Em geral, pelo histórico do paciente e pela observação, que continuam sendo aspectos fundamentais em uma consulta médica até hoje, ainda que tenhamos meios mais precisos de monitorar o corpo e seu funcionamento. O médico clássico era uma espécie de detetive,* cujo trabalho consistia em escutar com cuidado o relato do paciente, observar sua aparência e, em seguida, usar essas informações para identificar um possível culpado.

Em 1804, a consumpção era de longe a principal causa de mortalidade humana, de modo que profissionais de saúde no mundo todo conheciam os sintomas clássicos: se um paciente acordava com os lençóis tão encharcados de suor a ponto de precisarem ser torcidos, isso era motivo de preocupação, assim

* Não por acaso, Arthur Conan Doyle, criador do detetive Sherlock Holmes, era um médico formado e pesquisador da tuberculose (mais sobre ele nas páginas seguintes).

como a perda de peso, ou uma tosse persistente que resultasse em excreção de catarro. O médico também suspeitaria de consumpção se o paciente se queixasse de uma debilidade prolongada que piorava com o tempo, como perder a capacidade de correr ou caminhar ao longo de meses ou anos, ou perceber que a tosse não cessava após um ano de tratamento.

E também havia o sangue. Quando um médico constatava que o paciente estava tossindo sangue, ou mesmo expelindo catarro com manchas de sangue, a consumpção logo se tornava o diagnóstico mais provável. Sangue ao expectorar passou a ser um sinal tão característico da doença que, até hoje, todo um enredo pode girar em torno disso. Quando vemos o sangue no lenço de Satine em *Moulin Rouge*, ou de Violetta em *La Traviata*, ou de Velementov em *The Great*, ou de Arthur Morgan em *Red Dead Redemption 2*, sabemos que isso prenuncia o fim trágico desses personagens. Minha piada favorita envolvendo tuberculose (sim, tenho uma piada favorita envolvendo tuberculose) vem do stand-up de Naomi Ekperigin, quando ela diz que os Estados Unidos hoje são um lugar tão problemático que "se o país fosse um personagem de filme [...] estaríamos naquele momento em que o personagem dá uma tossida no lenço, olha para ele e vê sangue". A plateia cai na gargalhada porque, mesmo que a maioria dos norte-americanos hoje saiba tão pouco sobre a tuberculose, ainda assim compreendem o significado desse gesto.

Atualmente, sabemos que esses sintomas familiares estão associados à tuberculose pulmonar. No entanto, a bactéria também pode invadir outras partes do corpo e se manifestar de formas variadas. O que hoje associamos à tuberculose era, na época, visto como várias enfermidades distintas. No pâncreas, na medula espinhal, no sistema linfático ou no cérebro, a infecção podia causar uma ampla gama de enfermidades, desde inchaço cerebral (meningite tuberculosa) até o rompimento de gânglios linfáticos infectados através da pele (escrofulose), passando pela tuberculose óssea, capaz de provocar deformidades permanentes nos ossos do quadril, da coluna ou dos membros. A tuberculose que afeta a coluna, conhecida como mal de Pott, era uma causa comum e extremamente dolorosa da corcunda (o corcunda de Notre Dame, personagem fictício, sofria de mal de Pott).

Em 1804, ainda não havia um consenso a respeito de se todas essas doenças tinham a mesma origem, mas, ao realizar autópsias, médicos notavam semelhanças entre os efeitos da consumpção nos pulmões e em outros órgãos. Os característicos tubérculos — esferas irregulares de tecido esbranquiçado — apareciam não apenas nos pulmões, mas também em diferentes partes do corpo. A exemplo do alfinete engolido pela auxiliar de costura, parecia que a tuberculose poderia surgir em qualquer lugar, por qualquer motivo.

CAPÍTULO 5

"A DOENÇA VINHA E TIRAVA"

QUANDO BEBÊ, HENRY CHORAVA MUITO. ISATU VIVIA preocupada que estivesse doente, antes de mais nada porque nunca havia comida suficiente para ele. Entretanto, aos 3 anos, Henry parecia bastante saudável, e escapara dos riscos da primeira infância. A guerra enfim terminara, e Henry podia sair para brincar com os amigos pelas ruas de Freetown — na verdade, ele sujava o uniforme da pré-escola com tanta frequência que Isatu tinha a sensação de que não fazia outra coisa além de lavar suas roupas ou buscar água para isso. Ela se lembrava de uma ocasião em que Henry, então com 5 anos, e um amigo desceram o morro juntos em uma bicicleta que desmontou no meio do caminho, e Henry caiu de cabeça em uma vala de drenagem em plena época de chuvas, indo parar no hospital. Ele era uma criança arteira e cheia de energia, e foi exatamente por isso que ela soube que havia algo errado quando Henry começou a ficar cada vez mais letárgico por volta dos 6 anos.

Sua irmãzinha, Favor, por sua vez, parecia fazer jus ao nome. Quase nunca adoecia, seu uniforme estava sempre impecável e era uma aluna excelente. Henry se lembrava de aguardá-la na saída da escola todos os dias para voltarem juntos a pé para casa, sentindo-se o irmão mais velho protetor, ainda que a diferença de idade entre os dois não fosse assim tão grande.

À medida que Henry aos poucos piorava, a vida de Isatu se complicava em todos os aspectos. Seu marido — pai de Henry e Favor — saiu de casa e, embora continuasse mantendo contato e de vez em quando oferecesse ajuda, Isatu se sentiu profundamente abandonada quando ele foi morar em outro lugar. "Tive muitas dificuldades financeiras", contou-me. "Eu saía para vender perfumes e óleos, mas não havia ninguém para comprar, e isso me desanimou. Sempre que tinha algum dinheiro, investia na educação de Favor e Henry. Sempre pagava as mensalidades da escola deles. Eu sabia que, sem ensino, não há futuro. Mas, com Henry doente, enfrentamos muitas limitações."

Começou com aquela letargia e uma tosse. Ela o levou a uma clínica, onde suspeitaram de tuberculose, mas os primeiros exames voltaram negativos,* e assim Isatu foi informada de que seu filho podia estar com malária ou alguma outra doença. Contudo, ele piorou; não demorou para começar a acordar com os lençóis encharcados de suor toda noite e a se sentir fraco demais para ir à escola. Finalmente, tanto ele como Isatu foram diagnosticados com tuberculose. Eles iniciaram o tratamento — um protocolo padrão de quatro medicamentos diferentes, ministrados todos os dias na clínica e financiados pelo Global Fund, que apoia o combate à malária, tuberculose e aids. A inconveniência de ter que caminhar até a clínica dia após dia para não gastar com transporte complicou ainda mais a vida já tão difícil, mas eles seguiram com o tratamento… por um tempo.

---

* Quando Henry adoeceu pela primeira vez, no início dos anos 2000, a tuberculose ainda era diagnosticada em Serra Leoa sobretudo por baciloscopia — inserindo-se uma lâmina com o escarro do paciente sob o microscópio para investigar a presença da bactéria. Infelizmente, esse método diagnóstico deixa de detectar cerca de metade dos casos de tuberculose, e infecções em crianças pequenas são particularmente suscetíveis a passar despercebidas. Para piorar, a baciloscopia continua a ser o principal exame de tuberculose ainda em 2025, e continua muito pouco confiável.

Quando Henry começou a adoecer, foi tratado — como praticamente qualquer pessoa diagnosticada com tuberculose em países pobres — com as medicações RIPE,* uma combinação de rifampicina, isoniazida, pirazinamida e etambutol. Você não precisa memorizar os nomes desses medicamentos, mas vale a pena observar que todos os quatro têm mais de 50 anos, e muitas formas de tuberculose desenvolveram resistência a uma ou mais dessas substâncias, problema conhecido como tuberculose resistente a medicamentos. Na época em que Henry foi diagnosticado, ainda não tinham sido desenvolvidos os testes moleculares capazes de identificar rapidamente a resistência, e ela só podia ser determinada por meio do processo demorado e dispendioso de cultivar bactérias do escarro e testá-las para cada um dos medicamentos prescritos. Assim, em vez disso, era (e continua sendo) comum tratar qualquer caso de tuberculose com essa antiquada primeira linha de medicamentos e só realizar o teste para detectar a resistência se o tratamento inicial falhar.

A resistência a medicamentos às vezes está presente na cepa de *M. tuberculosis* desde o começo; outras vezes, desenvolve-se após o início do tratamento, sobretudo se a medicação não for administrada corretamente. Nunca saberemos como ou quando se desenvolveu a resistência a medicamentos de Henry, mas é provável que ele estivesse respondendo bem ao tratamento até que seu pai, que reaparecera brevemente em sua vida, insistiu em tirá-lo do regime de medicação. Após os três primeiros meses de tratamento, o pai de Henry ficou convencido de que os remédios não estavam funcionando. Ele mandou Henry parar de tomar os comprimidos e procurou um curandeiro tradicional. "Isso não é uma doença para os médicos", afirmou seu pai. Era uma doença a ser tratada por Deus, por intermédio de seus curandeiros divinos.

É fácil criticar sua decisão, mas também vale lembrar que, em 2006, havia pouco motivo para confiar no sistema de saúde

* RIPE é o acrônimo mais comumente utilizado nos Estados Unidos. No restante do mundo, essa combinação de medicamentos em geral é conhecida como HREZ. A comunidade de saúde mundial gosta tanto de acrônimos que frequentemente cria mais de um para descrever a mesma coisa.

em Serra Leoa. Na esteira da guerra civil, muitos serviços no país haviam entrado em colapso, incluindo o sistema de saúde. Poucos hospitais contavam com água corrente e eletricidade. Muitos não dispunham de funcionários remunerados nem aparelhos de raios X funcionando. Era comum faltar estoque de medicamentos, inclusive para tuberculose, o que significa que talvez Henry nem tivesse conseguido de fato terminar seu tratamento.

Além disso, ao menos por algum tempo, as intervenções do curandeiro — orações, chás especiais — pareceram surtir efeito. E, ao contrário do sistema médico, o curandeiro tradicional tratava Henry e seu pai como gente. Henry não era visto como um caso contagioso a ser temido, e sim como uma criança a ser curada.

Devotamos demasiada atenção ao modo como tratamos as doenças, e bem menos à questão fundamental de como as *imaginamos*. Na Europa cristã, a deformadora doença da hanseníase (causada por uma bactéria semelhante à *M. tuberculosis*) foi, por muito tempo, estigmatizada, a tal ponto que os chamados "leprosos" eram com frequência alijados da sociedade, ainda que, às vezes, fossem considerados destinados ao céu, pois Cristo havia curado leprosos. Em seu livro *Curing Their Ills* [Curando seus males], Megan Vaughan conta que "Nos primórdios da França medieval, um padre realizava o ritual da separação, em que o acometido pela doença ficava de pé em uma cova enquanto o padre jogava pás de terra sobre sua cabeça, anunciando que ele estava 'morto para o mundo', mas 'renasceria em Deus'".

Essa forma de conceber a hanseníase, porém, não é inerente à doença — na verdade, Vaughan observa que, na África pré-colonial, a hanseníase não era particularmente temida ou estigmatizada, e decerto não era encarada como motivo para condenar alguém ao ostracismo.

Quando fui diagnosticado com transtorno da ansiedade, no fim da década de 1980, os medicamentos ISRS (inibidores seletivos da recaptação da serotonina) eram muito novos. A ansiedade patológica era vista, sobretudo, pelo menos entre meus colegas e os profissionais de saúde que me atenderam, não como um fenômeno biomédico, mas como a exacerbação de um traço de personalidade. O problema tinha tanta chance de ser curado pela fé quanto pela ciência. (De fato, encontrei grande alívio para minha ansiedade na religião e no ritual.) Atualmente, onde vivo, a ansiedade tende mais a ser pensada como uma doença a ser tratada pelo sistema de saúde. Acredito que essa guinada aconteceu, em grande parte, graças ao aperfeiçoamento do sistema de saúde em tratar o problema — não só mediante intervenções farmacológicas (embora tenham sido eficazes para muitas pessoas, inclusive eu), como também graças a práticas terapêuticas mais fundamentadas, baseadas em evidências, como a terapia de exposição e prevenção de resposta para o transtorno obsessivo-compulsivo ou a terapia cognitivo-comportamental para o transtorno de ansiedade generalizada.

E assim devemos nos lembrar de que as enfermidades não são um fenômeno exclusivamente biomédico; são também construídas, e o modo como as concebemos, como a hanseníase, o transtorno obsessivo-compulsivo ou a tuberculose, faz diferença. Em lugares onde o sistema de saúde público não é muito eficaz em tratar uma doença, podemos imaginar com facilidade como ambientes e pessoas mais confiáveis — igrejas e curandeiros tradicionais, por exemplo — conseguem se sair melhor do que médicos e hospitais.

A evolução de Henry não durou. No fim, Isatu conseguiu fazê-lo voltar ao regime RIPE, mas os medicamentos já pareciam menos eficazes. "Então Favor adoeceu", contou-me ela. "A vida ficou ainda mais difícil. Um desespero. Eu trabalhava no mercado, mas todo dinheiro que entrava, a doença vinha e tirava."

Favor desenvolvera um cisto na garganta que afetava suas cordas vocais e deixava sua voz rouca e sussurrante. Isatu, ao contrário do marido, acreditava no sistema médico e levou Favor ao hospital, onde foi informada de que sua filha precisaria ser submetida a uma cirurgia na laringe para a remoção de um tumor. Era provável que o tumor fosse benigno, portanto não se espalharia para outras partes do corpo, mas seu potencial era fatal, pois, se não fosse removido, poderia obstruir a traqueia de Favor.

Agora, tentando obter o dinheiro para realizar a cirurgia de Favor, Isatu penava ainda mais. Seus dias eram longos e suas horas pareciam tomadas — após deixar as crianças na escola, passava o dia inteiro trabalhando no mercado, até chegar a hora de voltar para casa e alimentá-las com o pouco que sobrava após os gastos com a doença. "Quando eles chegavam", recordou ela, "às vezes não havia o que comer. Eu preparava leite com açúcar e curry, mas sem arroz, porque o dinheiro não dava para o arroz, só para leite e condimentos. Eu rezava por mais comida. Dava para ver como os dois estavam famintos."

Em contraste com o lento declínio de Henry ao longo de uma década de tuberculose, Favor adoeceu depressa. Logo parou de comer e passou a ter dificuldades para falar. Contudo, simplesmente não havia como pagar por sua cirurgia. Isatu economizou cada leone que conseguiu e aceitou a ajuda de amigos e familiares, mas, quando estavam perto de obter a quantia necessária, Favor faleceu em casa. Tinha 7 anos.

Henry tinha 9 anos na época e ficou devastado. "Sinto muita falta dela", escreveu posteriormente. "Lá em casa a gente vivia dando risada. Eu comia muito devagar e bem pouco por causa da doença, então Favor sempre tentava dar comida na minha boca e me fazer comer bastante. Ela costumava me dedurar para a mamãe, mas eu não conseguia ficar bravo com ela. A gente estudava junto. Ela era muito boa em matemática. Sinto tanta falta dela."

Alguns anos após a morte de Favor, e pouco mais de uma década após o fim da guerra civil, Serra Leoa foi assolada por um surto da febre hemorrágica ebola. O sistema de saúde, já fragilizado, entrou em completo colapso. A maioria das clínicas não dispunha de água potável nem equipamentos básicos de proteção, como luvas e máscaras, o que levou muitos profissionais de saúde a contrair a doença. Entre 2014 e 2016, pelo menos 221 morreram de ebola, incluindo médicos experientes, enfermeiros e agentes comunitários de saúde.

Ophelia Dahl, cofundadora da Partners In Health, descreve tais crises como "agudas sobre crônicas". A pobreza estrutural e as falhas na distribuição de recursos alimentam crises agudas, como a epidemia de ebola. A doença já é de difícil tratamento até em países ricos, mas em Serra Leoa, em 2014, era praticamente impossível.*

Com a crise, houve um grande influxo de auxílio financeiro. Organizações humanitárias sem fins lucrativos e de resposta a desastres chegaram a Serra Leoa (e também a Libéria e Guiné) para construir Unidades de Tratamento de Ebola temporárias e fornecer equipes médicas treinadas. Visitei uma dessas unidades em 2019, no leste de Serra Leoa. Um sobrevivente do ebola me mostrou uma construção abandonada: lajes de concreto e paredes desmoronando. O lugar, explicou-me o rapaz, fora erguido para ser uma escola, projeto de uma organização sem fins lucrativos que ficou sem verba, e acabou transformada em uma clínica improvisada para tratar pacientes do ebola. O sobrevivente contou que, durante o período da doença, dividia um catre com seu filho, suando sob o calor escaldante, tentando manter o Pedialyte no estômago, vendo as pessoas (inclusive sua esposa e sua mãe) morrerem ao seu redor.

Enquanto caminhávamos por ali em 2019, tudo já voltara a ser uma ruína. O rapaz me explicou que isso era comum em Serra Leoa: organizações chegavam com projetos de curta duração — um a três anos — e, quando o financiamento se esgotava, iam embora, deixando iniciativas inacabadas. No caso do ebola, Dahl afirmou que conseguia "escutar o som de sucção" do dinheiro

* Embora a doença seja retratada quase como uma sentença de morte, mais de 75% dos pacientes tratados nos Estados Unidos sobreviveram.

global desaparecendo à medida que a crise começava a arrefecer. Entretanto, para muitos serra-leoneses, praticamente nada havia melhorado. O ebola de fato fora contido, mas o sistema de saúde estava mais precário do que nunca — as clínicas continuavam sem recursos, havia poucos novos profissionais de saúde e grande parte da força de trabalho fora dizimada pela doença.

Durante o surto de ebola em 2015 e 2016, Henry piorou muito. Seus lençóis amanheciam encharcados, as febres e o vômito eram frequentes e ele chegou a tossir sangue. No entanto, sonhava desesperadamente em levar uma vida normal. Queria, acima de tudo, fazer as provas para ingressar na escola secundária. Ele sabia que o ensino era crucial para ter sucesso na vida, talvez eventualmente viajar, trabalhar e conseguir ser "alguém na sociedade", como escreveu certa vez. Contudo, a violenta reincidência da tuberculose ameaçava destruir seus planos.

Henry e sua mãe demoraram para buscar tratamento dessa vez, em parte porque admitir a gravidade da doença seria devastador para seus planos futuros, mas também porque, mesmo quando o ebola começou a recuar, os postos de saúde permaneciam inseguros. Muitos pacientes de tuberculose não podiam tomar seus remédios conforme as clínicas fechavam ou se tornavam focos de contaminação. "Foi durante o ebola que de fato vimos a explosão da tuberculose resistente a medicamentos", disse-me o dr. Bailor Barrie. "As pessoas não tinham acesso à medicação, e assim a doença pôde desenvolver resistência."

Em Freetown, Henry orava todas as noites para ficar bom. Não queria deixar este mundo e, sobretudo, não queria deixar sua mãe.

Em 2016, Henry convivera intermitentemente com a tuberculose ativa por mais de metade da sua vida. A doença fora e voltara ao longo da maior parte da sua infância, diminuindo após o tratamento ou simplesmente devido ao seu sistema imunológico mais fortalecido e à menor desnutrição. Entretanto, justamente quando ele se preparava para o secundário, seu quadro agravou--se de vez. Estudar para as provas o deixava cansado, e tossir a noite toda, muitas vezes cuspindo sangue, tampouco ajudava. Seu apetite sumiu e ele começou a perder peso. A despeito dos temores dos familiares, Isatu levou Henry ao Hospital Connaught, em Freetown, um dos melhores do país. O diagnóstico foi novamente tuberculose.

Nessa mesma época, os testes moleculares, extremamente precisos e rápidos, estavam disponíveis nos países ricos. Poucas horas após ter fornecido uma amostra de catarro, Henry poderia ter descoberto não só que estava com tuberculose como também quais medicamentos tratariam sua infecção específica. Poderia ter descoberto que sua tuberculose era resistente a dois medicamentos RIPE da primeira linha de tratamento. Poderia ter tomado conhecimento também que sua tuberculose era resistente a um medicamento da segunda linha. Poderia ter começado no mesmo instante um regime de medicação apropriado e amplamente disponibilizado que o teria curado em dezoito meses. Contudo, embora esses testes moleculares já existissem havia anos, eram caros e não estavam ao alcance de Henry, nem, aliás, da maioria dos demais pacientes que precisavam desesperadamente deles. Seu diagnóstico foi feito com base numa radiografia torácica, que mostrava o avanço da doença, mas em nada ajudava a saber se a infecção de Henry era resistente à primeira linha de antibióticos.

Assim, no Hospital Connaught, Henry voltou a tomar o coquetel RIPE padrão para tuberculose, um regime de dez a vinte comprimidos por dia. Henry comparecia ao hospital religiosamente para tomar os remédios. No início, pareceu melhorar, mas os medicamentos foram incapazes de acabar com a infecção. Ele piorou. Até chegar um momento em que não precisava mais se dar ao trabalho de ir ao Connaught para tomar a medicação, pois fora internado no hospital. Henry se lembra do medo que sentiu: "A solidão e o desespero projetavam suas longas sombras, testando meu espírito até o âmago", escreveu. Seu companheiro de quarto no Connaught morrera de tuberculose, e Henry percebeu que estava piorando. Começou a notar nódulos no pescoço e acima da clavícula, um sinal de que a tuberculose invadira seu sistema linfático. Com o tempo, a escrofulose cresceria tanto que romperia a pele, deixando uma ferida aberta que arderia de dor.

Após dois anos recebendo tratamento no Hospital Connaught — que também realizava o processo demorado e trabalhoso de desenvolver culturas de bactérias com o escarro de Henry e realizar o teste com diferentes antibióticos para combater essas culturas —, Henry foi enfim diagnosticado com tuberculose multirresistente. Os médicos lhe disseram que precisava ser transferido imediatamente para o Lakka, pois era o único lugar capaz de tratar seu problema em Serra Leoa. Ele teria de se submeter a todo um novo regime de medicamentos, incluindo antibióticos injetáveis altamente tóxicos. Em sua última noite no Hospital Connaught, Isatu se deitou ao seu lado no leito hospitalar e os dois choraram a noite inteira. "Todo mundo sabe", disse-me um paciente de tuberculose, "o que o Lakka significa. Quem vai pra lá é para morrer. A pessoa entra e não sai."

CAPÍTULO 6

"O TIGRE SE PÔS A CAÇAR"

CERCA DE 90% DAS PESSOAS MORRE DE ALGUMA doença, um fenômeno tão entranhado na vida humana que atribuímos a maioria desses óbitos a "causas naturais". É comum sentirmos certo alívio quando descobrimos que alguém morreu "de modo natural", ainda mais se a pessoa partiu com o que consideramos ser uma idade apropriada.

Quando eu tinha 21 anos, trabalhei vários meses como capelão estudantil em um hospital infantil. Minha supervisora era uma pastora presbiteriana com uma expressão bondosa e uma voz calma que seu trabalho exigia. Em meu primeiro dia de treinamento, ela falou: "A morte é natural. Crianças morrerem é natural. Mas nenhum de nós quer de fato viver em um mundo natural."

Tratar enfermidades — seja com ervas, magia ou medicamentos — é antinatural. Nenhum outro animal faz isso, pelo menos não de forma que se aproxime de nossa sofisticação. Hospitais são antinaturais, assim como livros e saxofones. Nenhum de nós quer de fato viver em um mundo natural. Contudo, dizemos a nós mesmos que algumas — e apenas algumas — vidas acabam de forma natural (querendo afirmar com isso que a morte é "aceitável" ou que a pessoa morreu "bem"). Construímos ideias sobre o que constitui um bom momento ou modo de morrer. Outro dia, perguntei à minha filha de 10 anos o que ela entendia por morte natural. "Para começar, a pessoa precisa ser velha", respondeu ela. "Pelo menos 75 anos. E provavelmente precisa estar dormindo."

Entretanto, essa não é a única definição de uma morte boa ou natural. Na Inglaterra elisabetana, qualquer morte que ocorresse logo após uma oração confessional era considerada boa, pois representava um atalho para o céu (pense, por exemplo, na hesitação de Hamlet em matar Claudio enquanto ele está rezando, por não querer que seu tio ganhe uma passagem gratuita para a glória imortal). Entre os romanos, morrer no campo de batalha era considerado uma boa morte, pelo menos para os homens. Como disse Horácio: "*Dulce et decorum est pro patria mori*" [Morrer pela pátria é doce e nobre]. Na Primeira Guerra Mundial, o poeta Wilfred Owen inverteu a lógica dessa ideia, afirmando que morrer numa guerra era "tão obsceno quanto o câncer" e chamando a frase de Horácio de "aquela velha mentira".

A ideia de Owen de que o câncer é obsceno também é uma construção, assim como nossa atual concepção de que, para a vida ser mesmo boa, deve terminar na velhice e durante o sono. Nossa visão do que constitui uma boa enfermidade e uma boa morte está em constante transformação.

Antes da vacinação, do parto cesariano, do controle das infecções e dos antibióticos, a morte de crianças era rotineira. Cerca de metade de todos os humanos que já existiram morreram antes de chegar aos 5 anos. A mortalidade infantil era tão comum que precisava ser admitida como algo natural. Assim, os momentos aceitáveis para se morrer, em boa parte do mundo pré-moderno, seriam o início da infância ou o fim da vida adulta.

Contudo, a tuberculose é conhecida há muito tempo por infectar e matar pessoas entre os 20 e os 45 anos, um período da vida em que deveríamos supostamente estar relativamente a salvo de enfermidades e morte. Embora a tuberculose também seja comum em crianças e idosos, a consumpção era chamada de "ladra da juventude" nos séculos XVIII e XIX, devido à sua ubiquidade entre jovens adultos. Como poderíamos explicar essa doença que não deveria existir, mas que era ao mesmo tempo onipresente e assustadoramente antinatural?

Faço uma pausa aqui para destacar uma característica típica do ser humano: gostamos de saber por que as coisas acontecem, sobretudo as muito ruins. E, se não houver um motivo imediatamente óbvio, encontraremos um. Isso me traz à mente um poema do romance *Cama de gato*, de Kurt Vonnegut:

> *O tigre se pôs a caçar,*
> *O pássaro se pôs a voar;*
> *O homem se pôs a sentar e a se perguntar, "Por que, por que, por quê?"*
> *O tigre se pôs a dormir,*
> *O pássaro se pôs a pousar;*
> *O homem se pôs a dizer a si mesmo que compreende.*

Vonnegut nos lembra de que somos tão propensos à curiosidade quanto a chegar a uma conclusão compreensível de algum tipo. "Nada é mais punitivo do que atribuir significado a uma doença", escreveu a célebre Susan Sontag; e, no entanto, continuamos, de um modo ou de outro, a atribuir significado às doenças. Essas narrativas sobre enfermidades são, com frequência, não apenas uma estratégia para conceitualizar o sofrimento alheio, como também uma forma de nos tranquilizarmos de que tal sofrimento nunca ocorrerá *conosco*.

O modo como simbolizamos a doença acaba por moldar a forma como a vivenciamos e reagimos a ela. Como vimos, em diferentes épocas e lugares, a tuberculose já foi vista como uma doença que transforma a pessoa em um morto-vivo ou como resultado de possessão demoníaca. Ela também costumava ser estigmatizada como uma enfermidade de bêbados ou causada por imoralidade sexual ou má higiene. Um homem que contraiu a doença no século XVIII, um certo sr. Rookes, morreu (segundo seu médico) por praticar "seis coisas antinaturais": comer em excesso, consumir álcool, constipação, exercitar-se demais, dormir tarde e perturbação mental.

O estigma da gula ou dos exercícios físicos, porém, nunca deu conta de explicar por completo a doença, pois não eram apenas os alcoólatras constipados que sofriam de consumpção. A tuberculose era simplesmente comum demais para ser resultado de uma falha moral. Além disso, ela acometia não apenas os pobres e marginalizados, como também os ricos e poderosos.

No fim do século XVIII, a Europa (sobretudo a Grã-Bretanha) testemunhou um aumento sem precedentes nos casos de consumpção, fenômeno que o médico Maurice Fishberg chamou de "a assustadora tuberculização da humanidade". A doença não apenas se tornou a causa número um de mortalidade humana; ela *disparou* como a causa número um. Uma análise citada em *Phantom Plague*, de Vidya Krishnan, revela que "cerca de 15% dos óbitos em Londres antes de 1730 se deveram à doença, porcentagem que praticamente dobrou no início do século seguinte". Quando quase um terço da humanidade compartilhava o mesmo destino, ficou impossível conceber a tuberculose como uma doença meramente de bêbados ou endemoniados. Havia casos demais para a consumpção ser compreendida como uma doença causada por imoralidade ou fraqueza. Algo precisava ser feito — se não acerca da doença, pelo menos em relação ao modo como a imaginávamos.

E assim, nos séculos XVIII e XIX, os europeus passaram a romantizar a consumpção, a encarar a doença como algo belo e nobre. É tentador imaginar esse romantismo como o oposto da estigmatização; em vez de descartar as pessoas, como fazem os estigmas, a romantização as alça a paradigmas de beleza, intelecto ou alguma outra virtude. No entanto, entendo esses comportamentos como estratégias complementares usadas para colocar os enfermos na posição de "os outros", um grupo de pessoas à parte e distinto do restante da ordem social. Transtornos mentais, por exemplo, são com frequência romantizados como conferindo gênio criativo ou algum tipo de superpoder. Detetives brilhantes como Sherlock Holmes e Adrian Monk são retratados como tendo capacidades dedutivas acentuadas por suas espirais de pensamento obsessivo, ainda que sejam ao mesmo tempo estigmatizados por seu comportamento excêntrico e desagradável. Contudo, por sofrer de TOC, posso afirmar com algum conhecimento de causa que tanto o estigma como a romantização são injustos. Pessoas com transtorno obsessivo-compulsivo não costumam ser bons detetives — pelo menos no meu caso, o TOC não me ajuda a observar nada além de meus medos obsessivos. Porém considero igualmente problemático estigmatizar meu comportamento obsessivo como revoltante ou esquisito.

Imaginar alguém como sobre-humano dá quase no mesmo que o imaginar como sub-humano: de um modo ou de outro, o doente é fundamentalmente tratado como "o outro", pois a ordem social tem medo do que sua fragilidade pode revelar sobre os demais.

Para mim, a maneira correta de compreender a romantização surreal da tuberculose é a seguinte: à medida que a doença se alastrou pelas cidades, o estigma foi incapaz de responder ao "por que, por que, por quê" da doença. Em vez disso, as pessoas concluíram que a tuberculose era causada por uma personalidade especialmente afeita à fragilidade e fugacidade da vida. Isso fazia sentido, até certo ponto — no norte da Europa, a consumpção era amplamente tida como uma doença hereditária, transmitida, a exemplo de traços de personalidade, de pais para filhos. Assim, parecia razoável supor que a consumpção viesse acompanhada de outros traços, como beleza, genialidade e sensibilidade.

Essa romantização continuou por um longo tempo. Em um livro de 1909, *Tuberculosis and the Creative Mind* [A tuberculose e a mente criativa], o dr. Arthur Jacobson sugeriu que a doença oferecia, em troca, uma "compensação divina": a vida do paciente "é abreviada no quesito físico, mas estimulada no psíquico numa razão inversamente proporcional ao abreviamento". Os românticos do século XIX podiam até morrer cedo, mas, ah, que belos poemas escreviam.

Em sua clássica obra *Epidemics and Society* [Epidemias e sociedade], Frank M. Snowden observa: "Os pulmões são mais etéreos do que os intestinos." Embora a consumpção em seus estágios finais possa vir acompanhada de grande volume de vômito e diarreia, costumava ser tida amplamente como uma doença do ar. Era uma doença da respiração, do lugar onde o corpo interage com a atmosfera, um processo tão sagrado que a palavra hebraica *ruach*, a palavra chinesa *chi*, a palavra inglesa *spirit* e a palavra inuit *sila* derivam todas de termos significando "fôlego" ou "respiração". A respiração *é* a vida, nosso alento é o sinal mais visível e irrefutável de que continuamos vivos. Inspirar é puxar o ar para dentro; expirar é soltar todo o ar.

E assim foi fácil fazer dessa doença da respiração uma doença do *spirit*, do *chi*, do *sila* e do *ruach*. Acreditava-se que a consumpção alçava nossa capacidade criativa a novos níveis, ajudando o artista a entrar em contato de maneira mais profunda com seu espírito à medida que o corpo terreno murchava.

Como evidência da genialidade associada à doença, os estudiosos apontavam o fato de que muita gente criativa e brilhante, de Stephen Crane a Frédéric Chopin, morrera de consumpção. (Ninguém parecia prestar muita atenção ao fato de que, em um mundo onde um quarto da população morria da doença, não deveria ser particularmente digno de nota que inúmeros artistas e escritores estivessem entre suas vítimas.) Uma revista londrina afirmava, em 1825, que "É surpreendente que o gênio seja com tanta frequência acompanhado de uma rápida decadência e morte prematura". Outra associava a tísica particularmente aos escritores, dizendo que "a obstinação, a irritabilidade, o destempero, a misantropia [e] as paixões sombrias [de um autor] estão ligadas a suas peculiaridades de constituição e saúde; em outras palavras, suas excentricidades mentais resultam do desarranjo de seu estado fisiológico". É exatamente isso a que me refiro quando afirmo que a romantização não representa um modo bondoso ou generoso de tratar a doença. Sou escritor e, de minha parte, me sinto profundamente ofendido com a insinuação de que minha obstinação, irritabilidade, destempero, misantropia e paixões sombrias sejam causados por um desequilíbrio físico (embora deva admitir que fiquei impressionado por uma revista do século XIX ter acertado em cheio a descrição da minha personalidade).

Herdar a tuberculose também significava herdar outros traços — a "personalidade tuberculosa" envolvia uma concepção de mundo melancólica e uma compreensão profunda da beleza e da fragilidade da vida. Artistas mulheres, de vez em quando, eram mencionadas em análises sobre como a doença estimulava a genialidade — as irmãs Brontë, afinal, morreram de tuberculose, e é muito provável que Elizabeth Barrett Browning também —, mas o foco estava nos homens e em como a tuberculose acentuava seus talentos. Conta-se que os amigos de Victor Hugo o provocavam dizendo que ele teria dado um grande romancista, caso fosse tísico. Lorde Byron escreveu: "Creio que gostaria de morrer de consumpção [...] porque assim todas as mulheres diriam: 'Vejam só o pobre Byron, como parece interessante em sua hora final!'"

Dificilmente podemos exagerar a profundidade do elo entre a consumpção e o gênio criativo na Europa e nos Estados Unidos dos séculos XVIII e XIX.* Quando as taxas de tuberculose declinaram nos Estados Unidos, perto do fim do século XIX, alguns médicos temeram que isso prejudicasse a qualidade da literatura norte-americana. Um deles escreveu: "Como compensação pela boa saúde, talvez percamos certos prazeres culturais."

Em pleno século XX, Maurice Fishberg escreveu em seu livro *Pulmonary Tuberculosis* [Tuberculose pulmonar] que jovens pacientes da doença "exibem uma enorme capacidade intelectual do tipo criativo. Isso é particularmente notável naqueles dotados de temperamento artístico. [...] Eles vivem em um estado constante de irritabilidade nervosa, mas, embora isso prejudique sua condição física, continuam trabalhando e produzem suas melhores obras". Essa ideia era conhecida como *spes phthisica*, definida

* Como veremos, a romantização da tuberculose não se restringia ao Ocidente.

pelo dr. David Morens como "uma condição considerada típica dos tuberculosos, em que a devastação física levava a um florescimento eufórico dos aspectos passionais e criativos da alma".

Até os próprios artistas acreditavam na *spes phthisica*. O poeta norte-americano Sidney Lanier, que sofria de tuberculose, escreveu para a esposa: "Creio que me resta pouco tempo de vida e que meu espírito entoa seu derradeiro canto antes da dissolução. Minh'alma passa o dia todo a riscar celeremente o grande espaço sutil e inefável do firmamento, impelida pelos ventos incessantes de uma melodia celestial."

Essa romantização da tuberculose é encontrada também na ficção. Em *A vida e as aventuras de Nicholas Nickleby*, Charles Dickens escreveu: "Há uma temível doença que, por assim dizer, prepara sua vítima para a morte; que a refina eliminando seu aspecto mais grosseiro [...] em que o embate entre a alma e o corpo é tão gradual, silencioso e solene, e o desfecho tão certo, que dia após dia, de grão em grão, a parte mortal fica debilitada e definha, de modo que o espírito se torna cada vez mais leve e otimista com o alijamento de tal carga." Dickens não nomeia a doença, mas seus leitores tampouco precisavam que o fizesse. Esse conceito do corpo sendo depurado de seus elementos mais grosseiros, da mente florescendo conforme a carne esmorece, continua sem dúvida a reverberar, seja porque os enfermos ainda são vistos até hoje como particularmente próximos do divino e do sagrado, seja devido ao fato de considerarmos com frequência corpos magros como mais belos ou valiosos.

Eis como Harriet Beecher Stowe descreve a morte de uma criança consumptiva em *A cabana do pai Tomás*: "A criança não sentiu dor [...] e parecia tão linda, tão adorável, tão confiante, tão feliz que era impossível resistir à influência reconfortante daquela aura de inocência e paz que parecia emanar dela [...]. Era como essa tranquilização do espírito que sentimos em meio a bosques outonais luminosos e amenos."

Observe os adjetivos acima: adorável, confiante, feliz, reconfortante, luminosos, amenos. Quem não gostaria de ter sido assim em vida e morrer dessa forma? Que natural! Que encantador! E há um fundo de verdade nisso: em geral, quem contrai tuberculose morre aos poucos, ao longo de meses ou anos, ao contrário de epidemias aterrorizantes como cólera ou febre tifoide, que varrem cidades inteiras. Os pacientes terminais de consumpção, muitas vezes, embora nem sempre, pareciam morrer de forma pacífica ou silenciosa. Entretanto, isso era em grande parte uma mentira que a sociedade contava a si mesma na tentativa de compreender como uma única doença podia causar tamanho estrago.

Alguns, porém, perceberam o despropósito dessa farsa. Alexandre Dumas, por exemplo, ironizou o romantismo da época. Ele afirmou que, entre 1823 e 1824, "estava na moda sofrer dos pulmões; todo mundo era consumptivo, sobretudo os poetas; era de bom tom cuspir sangue após qualquer emoção que fosse minimamente dramática, e morrer antes de chegar aos 30 anos". Contudo, o próprio Dumas também abraçou o ideal romântico da tuberculose; como observa David Barnes em *The Making of a Social Disease* [A criação de uma doença social], "o efeito devastador da doença sobre o corpo é retratado como um fator que realça a beleza feminina" no romance *A dama das camélias*, de Dumas.

É possível que a vítima de tuberculose mais famosa do século XIX tenha sido o poeta inglês John Keats, que, a exemplo das irmãs Brontë, parecia dotado de uma predisposição hereditária à doença. (Na verdade, é provável que Keats a tenha contraído cuidando do irmão doente.)

Como estudara medicina, Keats sabia o que significava o sangue visto em sua expectoração. Ele disse a um amigo: "É sangue arterial. Esse sangue é minha sentença de morte. Acho que vou morrer." Os amigos e colegas de Keats nitidamente associavam seu gênio à doença. Percy Shelley (que também conviveu com a tuberculose) escreveu para ele: "Essa consumpção é uma doença particularmente afeita a pessoas que escrevem versos excelentes como os seus."

Com o avanço dos sintomas, Keats escreveu sobre a dor e a incapacidade de obter oxigênio suficiente para o corpo: "Não podemos ter sido criados para um sofrimento desse tipo." Ele desejava a morte, mas ao mesmo tempo ansiava pela vida, pois "a morte destruiria até estas dores, que são melhores do que nada". Estava com 24 anos quando escreveu essas palavras, e lhe restavam apenas mais cinco meses de vida.

Amigo de Keats, Joseph Severn ajudou a cuidar do poeta, contando que ele às vezes acordava aos prantos, devastado por continuar vivo e sofrendo tamanha dor. Alguns meses antes de sua morte, Keats escreveu o que pode ser considerado seu testamento. Não tinha dinheiro algum. Ele rabiscou uma nota: "Meu patrimônio real e pessoal consiste na esperança de vender livros publicados ou no prelo", e então, no topo da página, escreveu e sublinhou um único verso em pentâmetro iâmbico: "*My chest of books divide among my friends*" [Dividam meu baú de livros entre meus amigos].

Em "Ode a um rouxinol", Keats escreveu: "A juventude empalidece, tênue como um espectro, e perece." Proféticas palavras. O médico que realizou sua autópsia relatou: "Os pulmões sumiram." Essa era, e continua sendo, a realidade da morte por tuberculose. O paciente muitas vezes se afoga em sangue e seus pulmões se enchem de pus. A pessoa morre privada de oxigênio, tentando desesperadamente respirar. Um médico e antropólogo descreveu a típica morte por tuberculose: "A pessoa é dominada por uma dor intensa e agonizante no peito. [...] Sua expressão facial é de profunda agonia, os olhos saltados, os lábios lívidos, a fronte úmida."

É lógico que romantizar o jovem artista atormentado não é exclusividade da tuberculose; pense na maneira como as pessoas costumavam falar sobre o abuso de substâncias de Billie Holiday ou sobre a doença mental de van Gogh. Algo em uma vela que se apaga prematuramente captura nossa imaginação — talvez seja o potencial dos livros, das pinturas e das canções que poderiam ter sido feitos, ou a ideia de que a chama de um artista brilha forte demais para este mundo.

A consumpção desempenhou um papel especial nessa relação entre juventude, talento e saúde, e não só na Europa. O poeta indiano Sukanta Bhattacharya morreu da doença com apenas 20 anos, em 1947. Bhattacharya escreveu versos dilacerantes sobre a fome em Bengala, que foi orquestrada pelas autoridades coloniais britânicas e resultou na morte de cerca de 3 milhões de pessoas. É provável que o fim de Bhattacharya tenha sido acelerado por suas experiências durante a fome; como vimos, a desnutrição pode fazer uma infecção por tuberculose se tornar uma doença ativa. "Nossa história será moldada por / Barrigas vazias", escreveu. Um jornal indiano se referiu a ele como "o John Keats de Bengala" e, assim como ao poeta inglês, atribuíam-lhe uma sabedoria precoce para sua idade, estreitamente ligada a seu sofrimento. Entretanto, ao contrário de Keats, Bhattacharya era um poeta declaradamente político, e sou assombrado em particular por um de seus versos, escrito quando lhe restava muito pouco tempo de vida: "Seu prazer sinaliza nossa morte."

Contudo, nada do que foi escrito sobre a tuberculose me parece mais comovente do que a obra de Masaoka Shiki, poeta japonês frequentemente creditado por revitalizar a forma do haicai no fim do século XIX. Shiki sofria de tuberculose espinhal e pulmonar e passou os últimos cinco anos de sua vida acamado. Sua dor era agonizante e contínua (ele adotou o pseudônimo de Shiki em referência a um cuco japonês que supostamente cantava até cuspir sangue). Shiki era bem menos romântico em relação ao sofrimento do que seus contemporâneos europeus, mas, a exemplo de Lanier, sentiu o impulso criativo até o último instante. Na verdade, escreveu alguns haicais poucas horas antes de falecer, em 1902, começando por um que diz o seguinte:

floresce a cabaça,
mas vejam — eis aqui um
Buda encatarrado!

Esse Buda encatarrado escreveu extensamente sobre a experiência de passar a vida na cama, sufocando aos poucos.

A tosse me dói
a lamparina na noite
é tão pequena

Em muitos de seus 18 mil poemas, Shiki capta de forma elíptica e brilhante a dor e o isolamento da doença. Uma série de haicais começa assim:

Está nevando!
posso ver pelo buraco
no papel da porta

O poeta pode celebrar a neve, ainda que só consiga vê-la por um buraco na porta. Mas ele se sente mais um observador do que um participante:

Só penso sobre
estar aqui deitado
No meio da neve.

O poeta consumptivo não pode sair na neve, apenas permanecer acamado dentro de casa. Para mim, pelo menos, essa forma de compreender a doença crônica — como fazer parte do mundo, mas ao mesmo tempo estar impedido, pelas circunstâncias ou pela ordem social, de estar plenamente *com* o mundo — é um sentimento originado de dentro para fora, e não o contrário: uma maneira de pensar sobre os limites e as possibilidades da incapacitação que admite a diferença e a perda sem recorrer à alteridade ou romantização. A doença não tem nada de confiante, adorável, reconfortante ou amena. É real.

CAPÍTULO 7

A "MOLÉSTIA LISONJEIRA"

A PESSOA JÁ NASCIA COM OU SEM *SPES PHTHISICA*. Vimos como a crença em um componente genético da doença alimentou a ideia de que os consumptivos tivessem uma predisposição à sensibilidade e ao gênio artístico. A doença supostamente também enaltecia as mulheres, às vezes em relação aos seus dotes artísticos, porém, mais obviamente, no que dizia respeito à beleza física.

Acreditava-se que as tísicas se tornavam mais belas, etéreas, quase puras. Como escreveu Charlotte Brontë em uma carta durante a agonia de sua irmã: "Tenho consciência de que a consumpção é uma moléstia lisonjeira."

Pacientes com tuberculose ativa em geral ficam pálidos e magros, com as bochechas rosadas e os olhos grandes e encovados devido à baixa oxigenação do sangue e às febres recorrentes, e esses traços passaram a ser encarados como símbolos de beleza e valor, tanto na Europa quanto nos Estados Unidos. Henry David Thoreau escreveu em seu diário: "A doença e a decadência muitas vezes são belas — como a lágrima perolada de uma ostra ou o brilho febril da consumpção."

A tuberculose estava profundamente associada à beleza feminina no norte da Europa. Corpos pequenos e esbeltos são hoje tão associados à beleza (e à saúde!) que pode até parecer inato ou instintivo achá-los mais atraentes. Entretanto, isso não é algo inerente à humanidade (e, na verdade, apenas recentemente passou a ser uma tendência). Isso posto, é importante notar que a idealização do corpo enxuto não significou o fim da estigmatização da tuberculose. Mais uma vez, nos deparamos com a combinação de romantismo e estigma na maneira como o corpo feminino é idealizado, às vezes em uma única frase, como nesta citação de uma revista do século XVIII exaltando as virtudes de um tipo físico consumptivo: "A beleza da mulher se deve em grande parte à sua delicadeza ou fraqueza." Uma palavra romântica para descrever o padrão de beleza (delicadeza) seguida de uma palavra estigmatizante (fraqueza).

A atriz inglesa Eliza Poe, de beleza amplamente admirada, era o estereótipo da consumptiva; suas maçãs rosadas, a pele de alabastro, os olhos grandes e o corpo miúdo eram consequência da tuberculose, que a levou em 1811, quando estava com 20 e poucos anos. Seu filho, Edgar, tinha 2. Edgar Allan Poe descreveria muitas mulheres em seus contos e poemas como diáfanas, pálidas e de olhos expressivos até sua própria morte, possivelmente de meningite tuberculosa.

Na época da morte de Eliza, o "chique consumptivo", nas palavras de Carolyn Day, dominara os padrões europeus de beleza feminina. As mulheres eram desencorajadas de realizar atividades físicas e de passar muito tempo ao sol. "Mulheres lânguidas e letárgicas exibindo a tez pálida eram o ápice da moda", escreveu Day. O romancista francês Henry Murger comentou sobre o cadáver de uma jovem consumptiva dizendo que o brilho de seu rosto fazia parecer que "morrera de beleza". Até o tratado médico *Pulmonary Consumption* [Consumpção pulmonar], de Henry Gilbert, publicado em 1842, continha uma ode à beleza das tísicas, e não digo isso no sentido figurado. Eis um trecho do poema:

Com passos tão silentes quanto o ar de verão,
Quem vem lá, em sua formosa decadência? Os olhos
Dissolvendo-se em febril luminosidade;
E em
Suas maçãs, um matiz róseo, como se a ponta
Do dedo da beleza debilmente ali pressionasse:
Ai de nós! Consumpção é seu nome.

Podemos constatar essa mudança de padrões de beleza na arte europeia da época. Considere a montagem fotográfica *Fading Away* [Desaparecendo] (1858), de Henry Peach Robinson, em que o artista combinou cinco negativos diferentes para criar um único retrato composto. Em um estudo preliminar realizado para *Fading Away*, uma jovem modelo — Sarah Cundall, filha de um merceeiro — é caracterizada como pálida, emaciada e fragilizada pela consumpção. No entanto, a intenção também é nitidamente retratar sua beleza, com o lençol cobrindo a parte inferior de seu corpo à maneira das pregas de um vestido em uma escultura renascentista.

Na versão final de *Fading Away*, uma imagem de Cundall foi combinada com outros negativos para criar a cena de uma "boa morte". O público da Inglaterra vitoriana ficou escandalizado com a obra de Robinson, pois retratava um momento tão íntimo de forma tão realista que muitos acreditaram que a frágil jovem de fato sucumbia à morte. Contudo, outros se encantaram com o trabalho — o príncipe Albert chegou a adquirir uma cópia. Nessas fotografias vemos a imagem extremamente romantizada de uma jovem com uma palidez sedutora morrendo não em um contexto de violência ou deformação, e sim perecendo de forma pacífica (e passiva) devido à consumpção.

No tempo em que essas imagens foram feitas, algumas mulheres costumavam aplicar beladona às pálpebras, embora em quantidades minimamente tóxicas, para dilatar as pupilas e adquirir

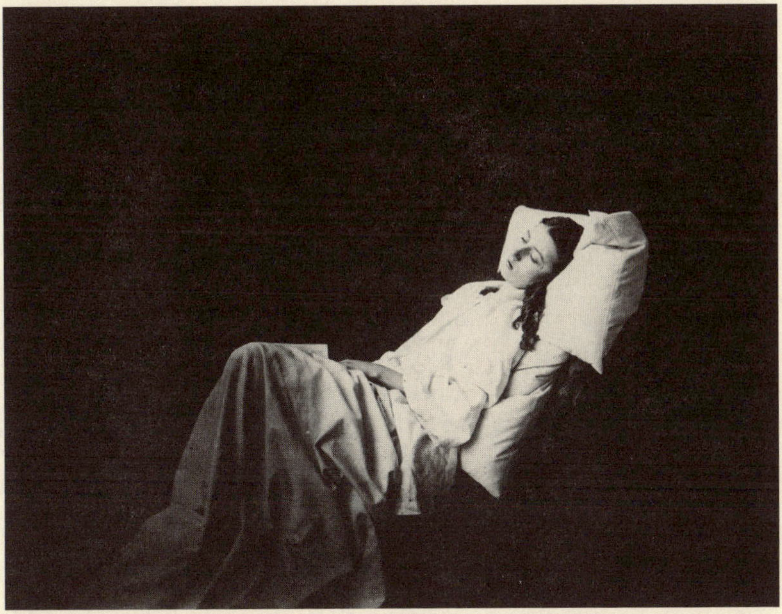

She Never Told Her Love [Ela nunca confessou seu amor], impressão em prata de albumina a partir de negativo de vidro, Henry Peach Robinson, 1857. Estudo preliminar para *Fading Away*.

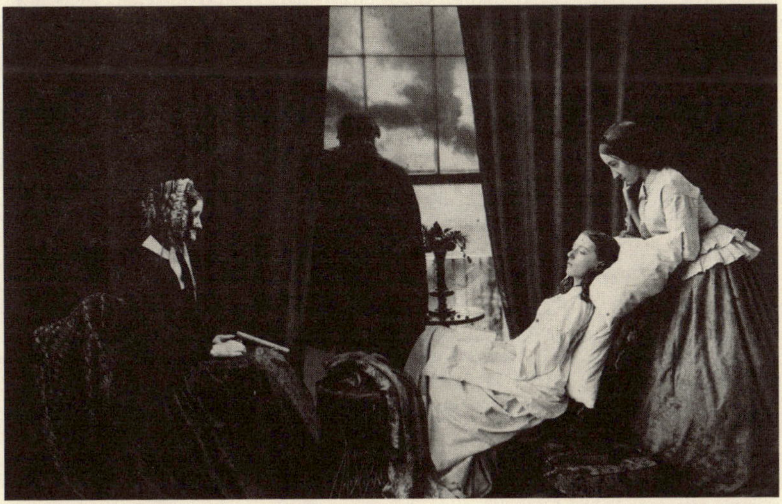

Fading Away [Desaparecendo], de Henry Peach Robinson, 1858, criada com a técnica da "impressão combinada".

aquele aspecto consumptivo de olhos grandes.* As revistas também ofereciam instruções sobre como aplicar tinta vermelha nos lábios e nas bochechas de modo a imitar o brilho febril da doença. Provavelmente não é preciso apontar que esses padrões de beleza continuam até hoje a ditar o que se considera como beleza feminina em boa parte do mundo.

A romantização da tuberculose também influenciou a moda tanto masculina quanto feminina, embora essa interação fosse complicada e devamos tomar cuidado para não confundir correlação com causação. Já ouvi falar muitas vezes, por exemplo, que os espartilhos procuravam simular a experiência da tuberculose, sendo apertados o suficiente a ponto de restringir a respiração e a liberdade de movimentos da mulher. Porém, mais recentemente, os historiadores descobriram que a maioria dos espartilhos não era tão restritiva assim e que a ligação entre uma coisa e outra foi exagerada. Na verdade, na época, alguns (incluindo médicos) argumentavam que o espartilho podia restringir o fluxo sanguíneo e ser uma força perniciosa que *causava* tuberculose ao fazer com que o sangue estagnasse nos pulmões. Outros artigos de vestuário (incluindo peças masculinas apertadas na cintura) também eram vistos como propícios à doença. Um jornal afirmou que usar sapatos de sola fina "equivalia à tosse seca e ao rubor febril". Assim, embora historiadores homens tenham ligado o espartilho à tuberculose, os historiadores da moda contemporâneos com quem conversei não concordam que houvesse uma peça de vestuário feminino naquele tempo que emulasse ou estimulasse os sintomas da doença. Pelo contrário: vestir-se com elegância era tido como um fator de risco consumptivo na Europa justamente por ser desaprovado pela ordem social patriarcal.

---

* A beladona também tinha uso medicinal e era empregada havia muito tempo por optometristas para dilatar a pupila em exames oculares.

Recentemente, vi um comentário em um vídeo sobre tuberculose em que uma mulher chamada Jil escreveu: "Por ser uma pessoa gorda, eu costumava desejar contrair uma doença debilitante como a tuberculose. É... é deprimente." Dezenas responderam a esse comentário compartilhando as próprias experiências de receberem elogios por perder peso devido a alguma enfermidade quase fatal, ou afirmando que fantasiavam com tênias e outros males que reduzissem seu tamanho corporal. A ideia de ficar doente para parecer saudável ou belo revela até que ponto os ideais estéticos ligados à consumpção ainda moldam profundamente o mundo em que vivemos.

Por mais difundidos que sejam esses padrões de beleza, porém, convém lembrar que não são universais. Em Serra Leoa, alguém pequeno e magro como Henry não evocava nenhum ideal de beleza, e sim crescimento atrofiado e doença.* Henry na verdade se encaixava no perfil do tuberculoso arquetípico: olhos grandes, malares pronunciados e temperamento criativo. Ele compunha lindos poemas, e seu interesse em escrever desabrochou durante a doença. Era extraordinariamente brilhante e extremamente sensível, expressando emoções intensas de anseio e amor em suas memórias e poesia.

Contudo, é lógico que ele não viveu no século XIX, e além disso não era branco.

Se o padrão de beleza de palidez, emaciação, olhos grandes e maçãs do rosto enrubescidas se revelou surpreendentemente durável, a combinação de brancura e consumpção se mostraria ainda mais devastadora para a saúde humana e a equidade social. Em um ensaio de 1807, "Sobre a beleza da pele", lemos: "Uma pele branca,

* Em uma de minhas visitas a Serra Leoa, encontrei um velho conhecido a quem não via havia cinco anos. "Olha como você engordou!", exclamou ele, com um sorriso aprovador. "Um pouco, acho", respondi, constrangido. "Não, não", insistiu ele, dando tapinhas em minha barriga. "Você engordou pra burro!"

levemente tingida de cor-de-rosa, suave e macia ao toque é o que em geral consideramos uma pele bonita." Pele clara, bochechas rosadas e olhos redondos e protuberantes estão associados à fase terminal da tuberculose. A cor das bochechas se deve à febre, a pele empalidece pela falta de oxigenação e a pessoa fica com as maçãs do rosto e os olhos proeminentes porque o corpo, como escutei há pouco tempo de um sobrevivente da tuberculose, "está virando um esqueleto". Entretanto, quando lemos essas descrições de beleza ou refinamento somos bombardeados pela palavra "brancura". Segundo a revista *The Ladies' Toilette*, "Brancura é uma das qualidades que a pele deve possuir para poder ser considerada bela". O livro *Female Beauty*, de 1837, explica sem rodeios: "A brancura é a qualidade mais essencial da pele."

A pele de mulheres estimadas pela beleza na Europa e nos Estados Unidos da época era descrita como sendo de "alabastro", "mármore" ou "translúcida". No retrato mais famoso de Eliza Poe, é difícil dizer onde sua pele consumptiva acaba e onde seu vestido branco começa.

Como observa Frank M. Snowden em *Epidemics and Society*, havia um consenso entre médicos brancos na Europa e nos Estados Unidos de que a consumpção era, na expressão de alguns comentaristas do século XVIII, uma doença da civilização. Todo mundo sabia que as comunidades rurais eram menos vulneráveis à doença. "Por mais que eu goste de Londres, parece haver uma fatalidade que me previne de viver aqui", escreveu uma mulher quando adoeceu com sua filha. Contudo, em uma ordem social altamente racializada, conceber a consumpção como uma doença "civilizada" também implicava que ela não poderia ocorrer entre povos incivilizados, reforçando ainda mais a racialização da doença.

Na Europa e nos Estados Unidos, a maioria dos médicos brancos acreditava que a doença — na medida em que era herdada por pessoas de grande sensibilidade e inteligência — afetava *apenas* pessoas brancas, e a consumpção ou tísica era às vezes chamada de "praga do homem branco". Um médico norte-americano, por exemplo, chamou-a de "uma enfermidade da raça dos senhores, e não dos escravos".

Como escreve Snowden, "Nos Estados Unidos, o pensamento predominante era de que os afro-americanos contraíam uma doença diferente. A relutância até mesmo em lhe atribuir um nome diz muito sobre a hierarquia racial vigente e a falta de acesso a cuidados médicos para as pessoas não brancas". Esse fenômeno se estendia a todos os impérios coloniais. Muitos colonizadores europeus acreditavam que a tuberculose não existia na Ásia Meridional nem na África, ainda que médicos que trabalhavam em sociedades colonizadas soubessem que isso não era verdade. Como escreveu um deles em 1829: "É um equívoco comumente repetido que a doença pulmonar na Índia seja rara e prontamente curável."

O que vemos aqui é mais um exemplo de como nossa compreensão a respeito da tuberculose é moldada pelas forças sociais, que por sua vez moldam como e onde a tuberculose consegue prosperar. Na Índia, onde a doença seria supostamente "rara e prontamente curável" no início do século XIX, ela não era nem uma coisa, nem outra. A mortalidade por consumpção na Índia colonial sempre foi elevada; a questão é que a doença permanecia em grande parte não identificada e não contabilizada pelas autoridades coloniais. Afinal, toda a premissa do colonialismo se baseava na supremacia branca, e toda a premissa da *spes phthisica* era de que apenas povos superiores e civilizados (leia-se, brancos) contraíam consumpção. Admitir que a doença pudesse ser comum entre pessoas escravizadas, colonizadas e marginalizadas teria minado não só as teorias a seu respeito como também o próprio projeto colonial.

CAPÍTULO 8

O BACILO

NOSSO FOCO HISTÓRICO ATÉ O MOMENTO TEM SIDO o norte da Europa e os Estados Unidos, onde a consumpção foi considerada hereditária ao longo da maior parte do século XIX, mas esse certamente não foi o caso em toda parte. As taxas de incidência parecem ter sido mais baixas, por exemplo, na China, onde os médicos taoístas afirmavam que se tratava de uma doença infecciosa já no início do século XII. A consumpção era mais rara também no sul da Europa, onde se sabia de seu caráter infeccioso. Quando a escritora George Sand tentou encontrar um lugar para o convalescente Frédéric Chopin se hospedar na Espanha, escreveu a um amigo: "A tísica é rara nesses climas e considerada contagiosa." Contudo, é óbvio que a raridade da tuberculose ali se devia *justamente* ao fato de ser tida como contagiosa. "Optamos por residir no mosteiro desativado de Valdemosa", prossegue ela, "[...] mas não conseguimos encontrar criados, pois ninguém quer trabalhar para um tísico [...]. Suplicamos a conhecidos nossos que nos dessem alguma ajuda [...] uma carruagem para nos levar a Palma, de onde esperávamos embarcar em um navio de volta para casa. Mas mesmo isso nos foi recusado, ainda que todos nossos amigos tenham carruagens e riqueza."

Perto do fim do século XIX, a consumpção começou a declinar também no norte da Europa e nos Estados Unidos. Nesse ínterim, a romantização da doença foi abandonada. O declínio ocorreu em parte porque, à medida que a qualidade de vida melhorava para os ricos e a classe média emergente, era menos comum que vivessem ou trabalhassem em ambientes muito cheios, onde a doença prospera. Cada vez mais eram os pobres que pareciam adoecer, e assim as pessoas começaram a parar de se interessar pelas "jovens langorosas e desfalecidas e seus pretendentes amorosos", escreveram René e Jean Dubos. "E voltaram os olhos, em vez disso, à humanidade miserável vivendo em cortiços decrépitos surgidos com a Revolução Industrial. Nas 'cidades tentaculares', viam bandos de homens, mulheres e crianças, também pálidos, com frequência passando frio e fome, trabalhando longas horas em oficinas escuras e superlotadas, respirando fumaça e pó de carvão. A tuberculose estava ali, engendrando sofrimento e infelicidade sem nenhum romance."

Na verdade, é assim que compreendemos hoje o surto de tuberculose nos séculos XVIII e XIX: como fruto não da civilização, da pele branca ou de uma personalidade sensível, e sim da industrialização. O crescimento das cidades levou a mercados, fábricas e ruas lotados e ambientes de trabalho insalubres, algo que se provou um terreno fértil ideal para a proliferação da doença. E, assim como foi o ponto de partida da Revolução Industrial, a Grã-Bretanha foi também o ponto de partida da explosão de tuberculose. Surtos parecidos ocorreram na Índia e na Nigéria no século XX à medida que esses países se industrializavam. "A jornada da tuberculose paralelamente ao capital", como disse o jornalista investigativo Vidya Krishnan, se evidencia em um surto após o outro.

Desse modo, a tuberculose se revelou não uma doença da civilização, e sim do *mundo industrial*, do superpovoamento e da convivência em cidades imensas com cortiços abarrotados e fábricas onde partículas expelidas pela tosse permaneciam suspensas no ar viciado. À medida que o século progredia, mais gente passava a argumentar (graças a evidências cada vez mais sólidas) que a tuberculose parecia ser uma doença infecciosa. Contudo, os defensores da hereditariedade continuavam a exercer forte influência no debate. Em 1881, um importante manual de medicina identificava as causas da consumpção como "disposição hereditária, clima desfavorável [...], deficiência de luz e emoções negativas".

No ano seguinte, porém, todas essas causas seriam questionadas, quando ficou evidente que a doença era causada pela proliferação de "um pequeno organismo nocivo", o *Mycobacterium tuberculosis*. Originalmente identificado pelo médico alemão Robert Koch, a descoberta do bacilo remodelaria em proporções radicais nossa compreensão da doença, bem como nossas estratégias para contê-la, tanto no plano médico quanto no psicossocial.

Em seu artigo em que anunciava a descoberta da bactéria causadora da tuberculose, Koch pareceu reconhecer a romantização da doença, mostrando-se um pouco na defensiva ao tentar argumentar que a principal causa de mortalidade humana no mundo era, de fato, um problema grave. "Se a importância de uma doença para a humanidade é medida pelo número de fatalidades ocasionadas por ela, a tuberculose deve ser considerada muito mais importante do que as enfermidades infecciosas mais temidas: a peste, a cólera e assim por diante."

A história costuma ser imaginada como uma série de acontecimentos se desenrolando em sequência, como uma fileira de dominós. No entanto, a maioria das experiências humanas são compostas por processos, e não acontecimentos. O divórcio pode ser um acontecimento, mas quase sempre resulta de um processo demorado — e o mesmo poderia ser dito dos nascimentos, das guerras ou das infecções. Da mesma forma, muito do que alguns imaginam como dicotomias, da neurodivergência à sexualidade, na verdade pertence a um espectro de gradações, e muito do que parece ser obra individual na verdade é fruto de uma ampla colaboração. Adoramos a narrativa do indivíduo importante cuja vida é marcada por acontecimentos decisivos e que, no fim, se revela um vilão ou um herói, mas o mundo é inerentemente mais complexo do que os enredos que tentamos impor a ele, assim como a realidade da experiência é inerentemente mais complexa do que a linguagem que usamos para descrevê-la. Acho que vale a pena nos lembrar disso tudo quando falamos de Robert Koch. Ele fez descobertas importantes, mas elas se deram em meio a uma série de outras descobertas relacionadas a microrganismos, porque grandes avanços científicos eram realizados por uma variedade de pessoas que podiam compartilhar com eficiência seus resultados em periódicos de medicina. (De fato, quinze anos antes da descoberta de Koch, Edwin Klebs comprovou uma cadeia de transmissão da tuberculose, mas sua pesquisa foi em boa parte ignorada por falta de uma divulgação mais ampla e por ele ter sido incapaz de isolar e identificar o agente infeccioso.)

E, assim como sua descoberta não surgiu do nada, tampouco veio do nada a catastrófica derrocada de Koch.

Em 1869, Koch era um médico de 26 anos numa pequena cidade no atual oeste da Polônia. Nessa época, médicos jovens eram comuns — os anos de estudo superior e residência que hoje associamos à medicina ainda não existiam, entre outras coisas, porque não havia *tanto assim* para aprender. Koch enfrentava dificuldades para se firmar na prática quando um barão local se feriu acidentalmente com uma arma. Utilizando as técnicas de saneamento mais recentes, que começavam a se espalhar pela Europa, ele conseguiu controlar a infecção e salvar a vida do barão, conquistando considerável fama local.

Koch era fascinado por ferimentos e pela ideia de que as infecções fossem causadas por criaturas invisíveis. Sua esposa, Emma, presenteou-o com um microscópio para que ele pudesse ver esses organismos por conta própria.*

* Robert Koch retribuiria a gentileza da esposa mantendo um longo caso com uma adolescente chamada Hedwig; ele acabaria abandonando Emma para ficar com a jovem, atitude bastante condizente com sua ambição e egocentrismo arraigados. Contudo, isso foi só mais tarde, na década de 1890 — depois de Koch ter se tornado famoso, rico e poderoso e de ter caído em desgraça.

Koch tentou repetidas vezes ingressar no mundo dos cientistas de prestígio — esperava ser nomeado para uma universidade e publicar seus artigos nos principais periódicos —, mas, a despeito da pesquisa minuciosa que seria sua marca registrada, o sucesso lhe escapou até realizar uma importante descoberta em 1876, demonstrando em um elegante experimento que o antraz era causado por bactérias. Ele examinou a amostra de tecido de um coelho que havia morrido da doença. Após aplicar o corante à lâmina, notou criaturas em forma de bastonete ainda movendo-se sob a luz do microscópio. A seguir, injetou o tecido do animal morto em um coelho saudável, cujas amostras de tecido não revelavam nenhum indício desses microrganismos.

Esse segundo coelho morreu rapidamente, e a autópsia revelou uma "quantidade moderada" desses organismos bastonados, que hoje conhecemos como a bactéria *Bacillus anthracis*.

Contudo, isso ainda assim não constituía uma comprovação da causa. Podia haver algum outro fator em ação no tecido do coelho morto, e a presença da bactéria talvez fosse uma coincidência. Assim, Koch extraiu uma amostra do coelho morto, cultivou a bactéria numa solução feita de ovo de galinha e, a seguir, colheu uma amostra da solução para injetar em um terceiro coelho, que também não tardou a morrer.

Koch demonstrara que o bacilo causava antraz isolando o microrganismo e determinando uma cadeia de transmissão, método que permanece até hoje uma importante ferramenta em bacteriologia e virologia. O artigo com suas conclusões causou sensação (pelo menos para um artigo de periódico médico), e Koch se tornou uma estrela e passou a receber convites para visitar os maiores institutos da época e dar palestras sobre o novo campo das doenças infecciosas.

Pouco depois, fez sua descoberta mais famosa, quando demonstrou que a bactéria que isolara de um tubérculo — aquelas massas esféricas de leucócitos contendo bacilos da tuberculose — podia levar a uma cadeia de transmissão similar à observada com o antraz.

Ele cultivou os organismos em forma de bastonete encontrados no tubérculo, e em seguida injetou as bactérias em um porquinho-da-índia, que ficou de fato muito doente. Koch comprovara que a tuberculose (pelo menos nas cobaias) não se devera a nenhuma predisposição genética, e sim resultava da infestação desses microrganismos descobertos por ele.

Quando Koch apresentou seu artigo demonstrando que a tuberculose era causada pelo que chamou de *Mycobacterium tuberculosis*, foi recebido "sem um aplauso sequer, sem um pio, sem nenhum debate", como escreveu Thomas Goetz em seu brilhante livro, *The Remedy* [O remédio]. "A plateia permaneceu simplesmente muda, de forma completa e absoluta." O cientista Paul Ehrlich escreveria posteriormente: "Considero aquela noite a experiência mais importante da minha vida científica."

No fim do século XIX, após a pesquisa de Robert Koch ter sido reproduzida e aceita, a era da consumpção como enfermidade hereditária que exaltava a alma à medida que levava o corpo a definhar deixou de existir. Começava a era da tuberculose, uma doença infecciosa dos pobres e marginalizados. Na verdade, o modo como compreendíamos a "consumpção" — essa doença tão adorável e reconfortante descrita por Harriet Beecher — era tão diferente do modo como compreendemos a "tuberculose" que, ainda que se tratem da mesma doença, ninguém poderia ser censurado por achar que fossem completamente diferentes. A consumpção, afinal, era uma "moléstia lisonjeira", um problema genético que elevava a alma mesmo enquanto destruía o corpo aos poucos. A tuberculose era um horror, uma contaminação invisível proliferando dentro de uma pessoa para depois infectar quem estivesse por perto.

CAPÍTULO 9

"NÃO SOU UMA PESSOA"

NA RACIALIZAÇÃO DA TUBERCULOSE, PODEMOS PERceber a profunda mudança de uma doença hereditária do intelecto para uma doença contraída na sujeira. Ainda em 1880, médicos norte-americanos brancos continuavam a argumentar que a consumpção não ocorria entre negros norte-americanos, que, segundo eles, careciam da superioridade intelectual e do temperamento calmo necessários para serem acometidos pela "peste branca". Contudo, após Koch identificar o bacilo *Mycobacterium tuberculosis*, em 1882, tudo mudou.

A medicina racializada abandonou a ideia de que a elevada incidência da consumpção entre os brancos fosse um sinal de sua superioridade racial e passou a argumentar que, na realidade, as altas taxas da doença entre os negros eram prova da superioridade branca. Um tratado médico de 1896 continha a afirmação de que os afro-americanos estavam morrendo de tuberculose em níveis desproporcionais devido à sua menor capacidade torácica e à sua frequência respiratória aumentada, por exemplo.

É lógico que nada disso era verdade. Pessoas não brancas não eram mais suscetíveis à tuberculose por fatores inerentes à raça; eram mais suscetíveis *devido ao racismo*. Por conta do racismo, os negros norte-americanos tinham maior probabilidade de viver em moradias superlotadas, um importante fator de risco para a tuberculose. Também devido ao racismo, esse grupo tinha maior probabilidade de sofrer desnutrição, outro fator de risco. Ainda por causa do racismo, a população negra norte-americana estava mais propensa a enfrentar estresse intenso e tinha pouco acesso ao sistema de saúde. Para citar uma história dentre milhares, Thomas Albert White, um veterano negro da Primeira Guerra Mundial, viu sua infecção por tuberculose se transformar em doença ativa após um ataque de armas químicas. Ele regressou aos Estados Unidos e foi encaminhado pelo Exército a uma série de hospitais espalhados pelo país que tratavam a doença, todos os quais se recusaram a atendê-lo, apesar das ordens do governo federal. White acabou morrendo de tuberculose sem ter acesso a um tratamento.

Da mesma forma, no início do século XX, imigrantes irlandeses e chineses nos Estados Unidos eram considerados suscetíveis à tuberculose por causa desse mesmo tipo de argumento racial. Entretanto, seja nessa época, seja hoje, a tuberculose não é transmitida primordialmente por vias determinadas pela raça, a não ser na medida em que as estruturas de poder humanas forçam a isso.

Essa racialização da medicina *foi* contestada — era um evidente absurdo desde o começo e houve resistência contra ela, sobretudo entre os profissionais de saúde negros. Em 1909, um certo dr. Stile, do Tennessee, afirmou que "o negro é culpado por sua suscetibilidade à tuberculose". Em resposta, um médico negro anônimo escreveu para um periódico que esse tipo de medicina racializada "cheirava mais a políticos ordinários aspirando a notoriedade e cargos mediante o apelo à emoção e ao preconceito do que a médicos discutindo, em termos filosóficos, um assunto científico para a difusão do conhecimento". A resistência estava lá; o problema é que era muito difícil que alguém prestasse atenção.

Esse preconceito contra os marginalizados e os profissionais de saúde que os atendiam se revelou um dos grandes mecanismos de facilitação da tuberculose ao longo do último século. Talvez a história contemporânea da tuberculose pudesse ser diferente se tivéssemos dado ouvidos a médicos afro-americanos como o dr.

A. Wilberforce Williams, que observou mais de um século atrás que a verdadeira causa da doença não era a raça, e sim "pobreza, moradias precárias, saneamento precário, condições de trabalho precárias, longas jornadas de trabalho, aluguéis altos [e] alimentação deficiente".

Enquanto isso, o *establishment* médico predominantemente branco dos Estados Unidos tendia a focar a assim chamada "susceptibilidade racial", ou a ideia de que algo inato na genética dos negros causava tuberculose — uma espécie de *spes phthisica* para a era das infecções. Alguns médicos brancos chegaram até a afirmar que a suposta "susceptibilidade" fora causada pelo fim da escravização no país. Em um famoso ensaio de 1986, "Os efeitos da emancipação sobre a saúde mental e física dos negros sulistas", o dr. J. F. Miller argumentava (falsamente) que a tuberculose era uma doença "rara entre os negros do Sul antes da emancipação".

A doença na verdade só era "rara" porque os escravizados não tinham acesso a um diagnóstico e viviam em um mundo onde médicos brancos presumiam que a consumpção entre pessoas negras fosse incomum ou impossível. Contudo, Miller, em vez disso, afirmava que a real causa da doença era que "até hoje, após cerca de trinta anos de liberdade, ele [o negro] mal pensa no amanhã, mas o amanhã, não obstante, chega e, com frequência, o pega totalmente desprevenido para enfrentar suas exigências". Para Miller, a única forma de restabelecer a saúde da população negra era reinstituir a escravização.

Essa era a realidade dos negros vitimados pela tuberculose nos Estados Unidos, em que o *establishment* da medicina afirmava que a doença fora causada pelas fraquezas e susceptibilidades inerentes a sua raça ou até pela liberdade e cidadania em si. Assim, mesmo após descobrirmos que a tuberculose é uma infecção, continuamos a pôr a culpa no paciente, mas sob uma ótica radicalmente racializada e estigmatizante, que prejudicou os doentes até mais do que as formas anteriores de estigma.

Não é nenhum exagero afirmar que a tuberculose se tornou uma forma de violência racial. No Canadá e nos Estados Unidos, por exemplo, muitas crianças indígenas foram arrancadas de seus lares e forçadas a estudar em internatos conhecidos como "escolas residenciais". Já em 1907, alguns especialistas alertavam que esse projeto era "quase como se as condições ideais para os surtos de epidemias tivessem sido deliberadamente criadas". A taxa de mortalidade por tuberculose nas escolas residenciais canadenses definitivamente parece algo sem precedentes na história humana.

A Associação de Saúde Pública Canadense estimou que, nas comunidades das Primeiras Nações, cerca de 700 a cada 100 mil indivíduos morreram anualmente de tuberculose durante as décadas de 1930 e 1940. Os povos nativos tinham uma probabilidade mais de dez vezes maior de morrer de tuberculose do que os canadenses brancos. No entanto, nas escolas residenciais, a taxa era de *8 mil* a cada 100 mil — ou seja, 8% das crianças confinadas nesses locais morria de tuberculose *anualmente*. Essas desigualdades continuam; atualmente, pessoas do povo Inuit têm quatrocentas vezes mais chances de contrair tuberculose do que canadenses brancos. Como escreveram Lena Faust e Courtney Heffernan: "Essas mortes não devem ser minimizadas como uma consequência inevitável de uma epidemia prolongada, e sim entendidas como resultado da negligência e dos maus-tratos deliberados por parte dos arquitetos do sistema de escolas residenciais."

Pessoas que são tratadas como seres humanos inferiores pela ordem social *são sim* mais suscetíveis à tuberculose. Entretanto, isso não se deve ao código moral, às escolhas ou à genética de alguém, e sim ao fato de a pessoa ser tratada como um ser humano inferior pela ordem social.

Isso nos traz de volta a um aspecto importante para compreender a reação humana à doença: o estigma e as narrativas éticas que construímos em torno das enfermidades.

Meu pai teve câncer duas vezes quando eu era criança, e presenciei parte disso de perto. As pessoas diziam que ele estava com câncer porque seus pais foram fumantes, porque não se exercitava o suficiente, porque não comia brócolis ou sei lá mais o quê. É verdade que ser um fumante passivo e ter uma dieta pobre constituem fatores de risco, mas também é verdade que a vasta maioria das pessoas cujos pais fumavam não desenvolve câncer, ainda mais assim que se tornam pais de duas crianças pequenas aos 32 anos. Contextualizar a doença como algo *ligado* à moralidade me parece um equívoco, pois é óbvio que o câncer não está nem aí se somos boas ou más pessoas. A biologia não tem bússola moral. Não se trata de um sistema que pune os maus e recompensa os bons. Tampouco sabe fazer distinção entre bem e mal.

Estigmatizar é uma forma de dizer "Você plantou o que colheu", mas implícito nesse estigma também está "Só que *eu* não, então não preciso me preocupar que o mesmo possa acontecer comigo". Isso pode ser um fardo duplo para o doente: além de lidar com os desafios físicos e psicológicos da doença, ele enfrenta o desafio extra de ver sua humanidade lhe sendo negada.

Pacientes de tuberculose me contam que lutar contra a doença é duro, mas combater o estigma da sociedade é ainda mais difícil. A sobrevivente de tuberculose Handaa Enkh-Amgalan escreve de forma comovente sobre isso em seu livro *Stigmatized* [Estigmatizada], em que conta que os médicos a instruíram a não contar seu diagnóstico a ninguém, caso contrário nunca encontraria um marido e ficaria para sempre isolada de sua comunidade. A dra. Jennifer Furin, especialista na doença, presenciou uma paciente chorar quando soube que estava com tuberculose, e não câncer pulmonar. "Mas isso é tratável", explicou a médica. "É curável." Mesmo assim, a jovem teria preferido o câncer, porque traria menos vergonha à família.

O estigma é muito complexo, sem dúvida, mas os pesquisadores identificaram certas características típicas das doenças muito estigmatizadas. As doenças crônicas tendem a ser mais estigmatizadas do que as agudas, por exemplo, assim como doenças tidas como extremamente ameaçadoras. E um fato crucial para compreender a tuberculose é que o estigma pode ser ainda maior se a doença for entendida como infecciosa. Por fim, a origem, ou a forma como se acredita que ela surja, também importa. Se uma enfermidade for percebida como resultado de escolha, corre mais risco de ser estigmatizada. As doenças mentais muitas vezes são tidas como uma escolha ou fraqueza moral, assim como certos tipos de cardiopatia e câncer. Mesmo não havendo evidências de uma ligação entre o caráter da pessoa e a doença, inventamos uma: por muito tempo se acreditou, por exemplo, que o câncer fosse consequência do isolamento social ou de sentimentos reprimidos. Ainda que tais explicações sejam cruéis e desumanizantes, nós as abraçamos — porque "o tigre se pôs a dormir, o pássaro se pôs a pousar e o homem se pôs a dizer a si mesmo que compreende".

Como qualquer doença crônica que nos parece muito ameaçadora, a tuberculose foi extremamente estigmatizada ao longo da história, e continua sendo. Atualmente, a tuberculose é com frequência vista como uma marca vergonhosa devido a sua associação à pobreza, mas a doença também costuma ser associada a escolhas e falhas morais.

Quando encontro sobreviventes de tuberculose, quase todos citam o estigma como o problema mais desafiador. Em boa parte do mundo, é comum que crianças diagnosticadas com tuberculose sejam internadas em um hospital ou centro de tratamento e depois abandonadas pela família. Um serra-leonês que sobreviveu a anos de tuberculose resistente a medicamentos me contou que estava com medo de visitar Freetown, porque não queria encontrar nenhum de seus inúmeros parentes, já que todo mundo passara a evitá-lo depois que ficou doente. Quando entrava em contato com amigos ou familiares pelo WhatsApp, as pessoas diziam que ele fora amaldiçoado e que estavam rompendo relações.

Uma jovem abandonada pela família me disse: "Para eles, não sou uma pessoa." Houve momentos em que ela preferia ter morrido da doença do que ter sido curada, porque o estigma contínuo era doloroso demais. Quando as pessoas descobriram que ela sobrevivera à tuberculose, pararam de visitá-la. Todo mundo em seu bairro sabia e a tratava diferente. Alguns em sua comunidade afirmavam que ela contraíra tuberculose porque sua família estava sendo punida por Deus. Outros diziam que era por serem pobres, porque o telhado de sua casa tinha goteiras ou porque sua mãe estava envolvida com feitiçaria. Parece fácil fazer pouco dessas superstições, mas todos nós estigmatizamos os outros injustamente. Todos participamos desse ato punitivo de atribuir significado a uma doença.

Henry teve a sorte de não ser abandonado pelos pais, mas muitos de seus parentes romperam laços com ele. Isatu, porém, permaneceu mais perto do que nunca do filho que lhe restara, e Henry sentiu esse amor, no Lakka. Em um poema, escreveu:

Mamãe, você é linda e especial
Você fica mais próxima
Quando todos fugiram
Principalmente meu primo que fugiu
Mas você permaneceu firme.

Sempre penso nesse poema, na perplexidade contida na mudança do tempo verbal entre "Você fica mais próxima" e "Quando todos fugiram": Isatu continua no presente, enquanto todos os demais pertencem ao passado.

CAPÍTULO 10

UM ESTUDO EM TUBERCULINA

ROBERT KOCH NÃO FOI O ÚNICO GÊNIO DA TEORIA dos germes saudado em sua era. O médico francês Louis Pasteur ficou famoso na década de 1860 com sua pesquisa (caracteristicamente francesa) sobre o papel desempenhado pelos microrganismos na fermentação do vinho. No início da década de 1880, Pasteur não só corroborou as descobertas de Koch de que o antraz era causado por bactérias, como também desenvolveu uma vacina para a moléstia ao aquecer a bactéria a um ponto em que ela não conseguisse mais produzir esporos e injetá-la em animais. Pasteur demonstrou que, após a inoculação com essas bactérias inertes, os animais adquiriram imunidade contra a infecção fatal, determinando dessa forma tanto uma causa como uma solução para o antraz.

Para compreender o que aconteceu no mundo médico após a descoberta do bacilo de Koch, precisamos considerar um pouco a geopolítica. Na época, franceses e alemães haviam acabado de encerrar a Guerra Franco-Prussiana, amplamente tida como uma grande vitória para o povo alemão e, na verdade, para o nacionalismo alemão como um todo. Os alemães haviam arrasado a França com sua tecnologia militar superior, mas também graças à superioridade de suas medidas profiláticas: o uso de antissépticos no tratamento de feridas era comum entre os médicos alemães, ao contrário dos franceses, e assim as baixas alemãs foram significativamente menores. Os avanços da medicina foram encarados como essenciais para o sucesso alemão, de modo que foi profundamente frustrante para as autoridades alemãs quando a descoberta do antraz feita por um médico alemão, Koch, foi ofuscada poucos anos depois pela vacina contra o antraz desenvolvida por um médico francês, Pasteur.

Acho interessante que mesmo nesse momento, no mundo supostamente puro da ciência, sintamos o peso das forças históricas se imprimindo à descoberta. Nosso desejo de criar alteridades, a competição por recursos entre sociedades que estariam melhor se cooperassem e nossa longa história de guerras se combinam nesse momento de descoberta.

Tanto políticos franceses como alemães celebraram as ligações entre descobertas médicas e sucesso nacional. Quando Koch identificou a bactéria causadora da cólera, um banquete foi dado em sua homenagem. Parte do anúncio do evento dizia: "Assim como apenas treze anos atrás o povo alemão celebrou uma vitória gloriosa contra o inimigo hereditário de nossa nação, a ciência alemã celebra hoje um brilhante triunfo sobre um dos inimigos mais ameaçadores da humanidade."

Contudo, Koch e seus conterrâneos foram passados para trás outra vez quando Louis Pasteur logo desenvolveu uma vacina para a cólera. E assim parecia que os alemães descobriam os agentes causadores, mas apenas os franceses descobriam curas de fato. Koch também se tornara famoso, mas nunca deixou de invejar o sucesso de Pasteur em produzir remédios de verdade. E talvez seja por isso que, no auge da fama, Robert Koch tenha abandonado seu rigor intelectual característico e declarado que encontrara a cura para a tuberculose.

No fim da década de 1880, Koch começou a testar um potencial tratamento para a tuberculose usando uma substância derivada da bactéria. Ele começou com animais (Koch praticamente inventou o conceito de usar ratos brancos em experimentos), mas não demorou a decidir que seu agente curativo era seguro para testes com humanos e injetou o líquido amarronzado translúcido, conhecido como "o soro de Koch", ou tuberculina, em quatro cobaias: ele mesmo, sua amante, Hedwig, e dois assistentes.

Todos adoeceram horas após a inoculação, ficando febris e sofrendo "calafrios extremamente violentos". Entretanto, após menos de um dia de enfermidade, melhoraram e se recuperaram por completo. O mecanismo de funcionamento parecia se assemelhar ao das vacinas de antraz e cólera desenvolvidas por Pasteur — a pessoa é exposta a uma versão relativamente inócua do patógeno, tem uma resposta imunológica e fica vacinada contra a doença. Koch avaliou que obtivera essa mesma "cura pela febre".

Contudo, Koch não parou por aí. Quando injetou o soro em pacientes de tuberculose, observou que parte do tecido infestado de tubérculos parecia morrer. Ele alegou que seu soro não só protegia contra a infecção da tuberculose como também curava a doença ativa.

Quando passou a divulgar sua descoberta de um remédio, Koch despertou interesse mundial. Haja vista a eficácia dos soros de Pasteur em prevenir antraz e cólera, o público achou que logicamente o soro de Koch também funcionava, sobretudo considerando sua reputação de ser um pesquisador muito rigoroso. E assim milhares de pacientes de tuberculose viajaram a Berlim para receber a cura de Koch. Muitos estavam desesperadamente doentes e morreriam em vagões de trem, em quartos de hotel ou nas ruas, à espera do medicamento.

No início de 1891, a notícia do soro de Koch chegou à Grã-Bretanha por meio de um raro suplemento especial do *British Medical Journal*. No litoral sul da Inglaterra, outro jovem médico de cidade pequena com grandes ambições abriu sua correspondência certo dia e leu sobre a extraordinária substância: Koch descobrira "um remédio que conferiu aos animais do experimento imunidade contra uma inoculação com o bacilo da tuberculose e impediu a manifestação da doença".

Essa ideia era tão empolgante, escreveu esse médico mais tarde, que "fui repentinamente dominado por uma grande urgência de viajar a Berlim. Não consegui pensar em uma razão evidente para isso, mas foi um impulso irresistível e na mesma hora fiquei determinado a ir". E assim, naquele mesmo dia, o dr. Arthur Conan Doyle suspendeu sua prática médica, fez as malas e partiu em viagem. Futuramente, Conan Doyle se tornaria não só um dos escritores mais famosos do mundo como também o homem que ajudaria a estourar a "bolha de ilusão" da cura de Koch.

Vale a pena tentar imaginar como a teoria microbiana da doença deve ter parecido tão empolgante quanto aterrorizadora ao ser proposta. Nas palavras de Louis Pasteur: "É apavorante pensar que a vida pode estar à mercê da multiplicação dessas criaturas infinitesimalmente pequenas, mas ao mesmo tempo é um consolo ter esperanças de que a ciência nem sempre permanecerá impotente diante de tais inimigos." Pasteur admitiu o pavor sentido por muitos — de fato, parece coisa de filme de terror saber que organismos invisíveis entram e saem de nós, replicando-se aos bilhões até dominarem nosso corpo e nos levarem a adoecer ou morrer. No entanto, ele também enxergou a esperança que acompanha o aumento da compreensão.

De todo modo, a teoria dos germes prenunciou um mundo muito diferente. Antes, imaginávamos que, ao minimizar as ameaças naturais, como leões, ursos e outros predadores, havíamos conquistado a condição de "civilizados" — que somos uma espécie superior a todas as demais, a maior potência em um mundo de animais inferiores. Como Conan Doyle escreveria posteriormente sobre a *M. tuberculosis*: "Que micróbio infernal! [...] Como é absurdo o homem, que é capaz de matar um tigre, ser desafiado por esse pequeno átomo venenoso."

Devo admitir que um dos motivos pelos quais me interesso pela tuberculose é o fato de ter transtorno obsessivo-compulsivo, bem como o fato de que minhas preocupações obsessivas particulares tenderem a girar em torno de micróbios e doenças. Antes da teoria dos germes, não sabíamos que cerca de metade das células em nosso corpo, na verdade, não pertencem a ele — são bactérias e outros organismos microscópicos que nos colonizaram. E, em graus variados, esses microrganismos também *controlam* o corpo, modelando nossa silhueta ao nos fazer ganhar ou perder peso, deixando-nos doentes e até matando-nos. Há, inclusive, cada vez mais evidências de que nosso microbioma pode estar ligado ao pensamento por meio do eixo de informação intestino-cérebro. Ou seja, ao menos em parte, é possível que seus pensamentos não lhe pertençam, mas sim aos microrganismos em seu aparelho digestivo. A pesquisa indica que certos microbiomas intestinais estão associados a episódios graves de depressão e ansiedade. Assim, é possível que meu microbioma seja, ao menos em parte, responsável por meu TOC, o que significaria que os micróbios são a causa do meu profundo medo deles.*

Se eu vivesse no século XIX, teria igualmente sofrido de TOC, mas não poderia temer infecções microbianas, pois não se sabia de sua existência. Hoje, porém, percebo microrganismos por toda parte — em meu teclado, conforme digito, em minha pele, na minha boca. Os micróbios desafiam minha compreensão a meu respeito — o que "eu" sou, no fim das contas, se metade de mim não sou eu, e essa metade de mim que não sou eu determina parte dos "meus" pensamentos e das "minhas" sensações? O que significa ser uma pessoa cuja consciência e cujo amor, cujos anseios e medos, podem ser exterminados por uma explosão de bactérias que não sentem amor, desejo nem medo? É um absurdo que eu possa ser aniquilado por esse pequeno átomo venenoso!

---

* Determinados micróbios também estão ligados ao apetite humano por alimentos específicos. Ou seja, quando sentimos vontade de comer carboidratos, proteínas ou seja lá o que for, talvez na verdade sejam nossas bactérias que estão com desejo por essas coisas.

Quando o jovem dr. Arthur Conan Doyle chegou a Berlim, tentou se encontrar com o dr. Koch e, percebendo que isso seria impossível, apareceu à porta de sua casa. Um mordomo o convidou a entrar no vestíbulo, mas Conan Doyle acabou indo embora sem conseguir falar com o famoso médico alemão. Assim, percorreu Berlim para tentar descobrir a natureza do misterioso soro e seus efeitos no corpo. O que descobriu era bem diferente do remédio prometido por Koch. "Não há dúvida de que nosso conhecimento [do soro] ainda está bastante incompleto." Conan Doyle observou que, embora a tuberculina *de fato* exercesse um efeito nos pacientes de tuberculose, parecia incapaz de curá-los. Na verdade, o soro parecia remover o tecido infectado sem eliminar a bactéria. "É como se um homem numa casa infestada de ratos limpasse seus vestígios toda manhã, esperando dessa forma se ver livre das criaturas", escreveu. Em outras palavras: a função da tuberculina era limpar cocô de rato, e não os exterminar.

René e Jean Dubos escreveriam posteriormente que o ensaio de Conan Doyle mostrava "uma compreensão tão inteligente que pouca coisa significativa foi acrescentada desde então a sua análise do assunto". Conan Doyle percebeu de imediato algo que escapou a Koch: o soro causava uma forte resposta imunológica em pessoas infectadas com tuberculose, mas essa reação imune não melhorava a capacidade do corpo para combater a doença. Como resultado, a tuberculina costumava *piorar* o estado do paciente. E tampouco funcionava como vacina, já que a substância causava uma resposta imune em pessoas já infectadas com tuberculose, mas não prevenia a infecção.

Conan Doyle percebeu, porém, que esse aspecto específico da tuberculina poderia ser útil enquanto instrumento de saúde pública: como o soro causava uma resposta imune apenas em pessoas já infectadas com tuberculose, a tuberculina poderia ser usada para diagnosticar a infecção. Foi por isso que o dr. Koch, sua amante e os dois assistentes de laboratório adoeceram após a inoculação da tuberculina: os quatro já tinham tuberculose. (Na verdade, praticamente todo mundo no norte da Europa no século XIX tinha.) Como já foi abordado, cerca de 90% das pessoas infectadas com tuberculose nunca adoecem, porque seu corpo consegue isolar o bacilo da doença nos tubérculos. No entanto, a exposição à tuberculina leva a uma resposta imunológica até nas infecções assintomáticas. Embora a tuberculina não trate a tuberculose, ela é capaz de *identificar* a doença, porque apenas pessoas já infectadas com a bactéria *M. tuberculosis* apresentam uma resposta imune à tuberculina.

E assim a tuberculina acabou se revelando útil — pequenas doses podem ser injetadas sob a pele para verificar se a pessoa desenvolve um inchaço no local da inoculação, sinal de que as células imunes do corpo reconhecem a bactéria da tuberculose porque já lidaram com ela antes. O teste da tuberculina intradérmica não determina de forma confiável se a pessoa tem a doença ativa ou quais tratamentos são exigidos para uma infecção em específico, mas constitui uma ferramenta útil, sobretudo em países onde a infecção por tuberculose é relativamente rara.

Contudo, como Koch apressadamente prometera a cura, e não um exame, milhares de pessoas morreram em Berlim e no mundo todo após receberem seu soro. Segundo René e Jean Dubos: "Logo ficou evidente que a tuberculina matava muito mais pacientes do que ajudava." Koch acabou caindo em desgraça e lutou para reconstruir sua reputação, entre outras coisas porque permanecia aferrado à ideia de que seu soro constituísse de fato uma cura. Uma década após regressar à Inglaterra, Conan Doyle publicou seu primeiro conto de Sherlock Holmes, sobre um detetive que usa o raciocínio e as evidências para chegar a conclusões rigorosas sobre a causa da morte das vítimas. No fim das contas, o trabalho de Holmes e de seu autor não eram tão diferentes assim.

CAPÍTULO 11

TREPIDAÇÃO E ESPERANÇA

LOGO FICOU EVIDENTE QUE A TUBERCULOSE SE ESPAlhava sobretudo por via aérea e pela tosse e saliva de pessoas infectadas, mas que também era possível contraí-la por meio de leite contaminado com tuberculose bovina ou de outras formas. Muitos teorizaram que um método comum de transmissão seria inalar poeira contendo bactérias da doença, ou por meio de insetos que transmitissem os germes de indivíduos doentes para os saudáveis.

As atenções se voltaram primeiro ao tipo de lugar e ambiente que parecia favorecer surtos de tuberculose: cortiços abarrotados, fábricas sujas, locais com concentrações de moscas e os rios incessantes de tabaco e outros elementos cuspidos pela população. Os Estados Unidos, como observou Charles Dickens, eram "uma nação de cuspidores". As pessoas cuspiam nos bondes, nas calçadas, no chão dos restaurantes e até dentro de casa. Muitas medidas de saúde pública visavam desencorajar ou até proibir o hábito (cuspir em lugares públicos continua sendo ilegal em muitas cidades norte-americanas), algo que é provável que tenha exercido algum efeito nas taxas de transmissão. O movimento para convencer as pessoas a cobrir a boca com um lenço ou com a mão ao tossir e espirrar ajudou a prevenir ainda mais a transmissão da tuberculose (bem como de outras doenças respiratórias).

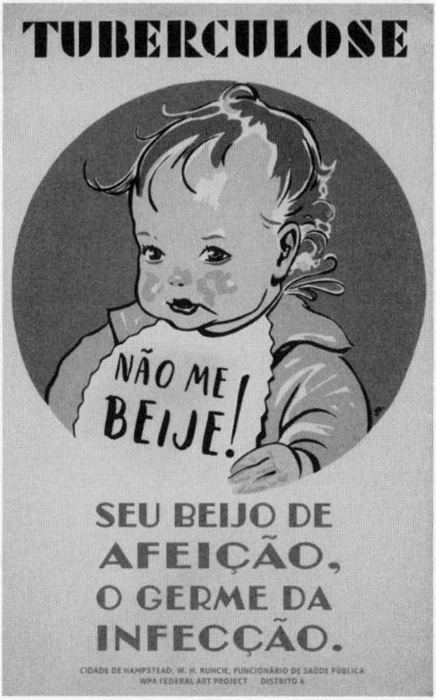
TUBERCULOSE
NÃO ME BEIJE!
SEU BEIJO DE AFEIÇÃO, O GERME DA INFECÇÃO.
CIDADE DE HAMPSTEAD. W. H. RUNCIE, FUNCIONÁRIO DE SAÚDE PÚBLICA
WPA FEDERAL ART PROJECT DISTRITO 4

As autoridades de saúde pública também recomendavam evitar beijar bebês, o que pode ter diminuído um pouco o risco de contágio, mas, definitivamente, levou a uma incrível série de cartazes no século passado.

A busca por ambientes seguros e higiênicos perpassava todos os aspectos da vida no início do século XX. Livros de biblioteca eram desinfetados com regularidade para que a tuberculose e outras doenças infecciosas não se espalhassem de casa em casa por meio da leitura. As ruas eram lavadas antes de serem varridas, para que os germes contidos nas partículas de pó não passassem aos varredores de rua e depois para seus lares e vizinhanças.

Outro grande alvo da saúde pública foram as moscas domésticas. Comuns nas moradias e fábricas onde as taxas de tuberculose eram particularmente elevadas, as moscas se tornaram tão odiadas quanto temidas, na medida em que se acreditava que transmitissem a *M. tuberculosis* "da saliva do consumptivo ao bico da mamadeira do bebê, da lata de lixo aos lábios da criança adormecida, do corpo morto à fruta fresca", como dizia um artigo de 1910. As pessoas eram encorajadas a pôr telas em todas as janelas e varandas, e a cobrir os alimentos para mantê-las afastadas. Entretanto, ainda que a mosca doméstica possa transmitir muitas doenças entre humanos, a tuberculose não é uma delas, e, de um modo ou de outro, é muito pouco provável que moscas nos deixem doentes. Como afirmou recentemente um bacteriologista: "Na verdade, a única maneira de você ter problemas seria se de fato as comesse."

As pessoas também ficaram obcecadas com sujeira, poeira e lugares do corpo onde os germes pudessem se alojar. Isso mais uma vez transformou a moda, os hábitos de higiene e os costumes sociais. "É impossível calcular a quantidade de bactérias e germes nocivos que podem se ocultar na floresta amazônica de um rosto barbudo, mas provavelmente são legiões", afirmou o dr. Edwin F. Bowers em um artigo de revista de 1916 intitulado "A ameaça das suíças". O medo de que germes da tuberculose pudessem ficar presos na barba levou ao que a *Harper's Weekly* chamou de "A revolta contra a suíça", anunciando uma nova era de rostos glabros. Pelo lado feminino, a barra dos vestidos ficou mais curta à medida que aumentava a ansiedade de que a pessoa pudesse contrair germes da tuberculose em um chão sujo. Contudo, como observa Nicole Rudolph em *Sins against Our Soles* [Pecados contra nossas solas]: "A higiene envolvia muito mais do que apenas a saúde do corpo." A higiene continuou a servir de desculpa para tratar a moda como vilã. A mulher não podia usar um vestido com a barra muito longa se não quisesse correr o risco de levar partículas de tuberculose para casa. Só que também não podia usar uma barra muito curta, porque nesse caso corria o risco de pegar um resfriado, que se acreditava ser uma das causas da tuberculose. Em suma, a moda só seria aceitável se fosse definida como higiênica pelo *establishment* médico patriarcal. E a higiene moral — a pureza de corpo, mente e ações — continuava sendo encarada como essencial para controlar a tuberculose. Beber em excesso ou se entregar a qualquer outro vício também representava um risco de contrair a doença.

Sobre seu tempo no Lakka, Henry escreveu em suas memórias: "Toda manhã, ao raiar da aurora, as enfermeiras chegavam com uma bandeja de medicamentos, um amargo lembrete da batalha interna. Esses comprimidos, cada um acarretando uma série de efeitos colaterais, eram ingeridos com um misto de trepidação e esperança." Antes do desenvolvimento de medicações contra a tuberculose, não havia bandejas matinais de comprimidos, mas o restante da experiência era bastante parecido. Havia motivos para ter esperança mesmo antes que alguma cura ficasse disponível — as pessoas *de fato* se recuperavam da tuberculose, embora não fosse frequente, de modo que sempre havia a possibilidade de sobreviver. Se o paciente fizesse tudo direito, levasse uma vida higiênica tanto de corpo como de espírito, obedecesse aos médicos e seguisse as orientações de saúde prevalecentes, a tuberculose não precisava ser fatal.

Esse "misto de trepidação e esperança", tão profundamente sentido por todos que atravessam o vale sombrio das enfermidades graves, muitas vezes levava pacientes a sair em viagem no século XIX e no início do XX. A ideia de viajar para curar a tuberculose existia muito antes de Koch e sua descoberta do bacilo — cerca de 2 mil anos antes, o tremendamente influente médico romano Galeno recomendava "viagens marítimas" como uma das curas para a consumpção. Areteu da Capadócia recomendava viajar à Turquia, onde o tempo passado entre os famosos bosques de ciprestes do deus Apolo seria capaz de curar os "fracos dos pulmões". Como a consumpção era uma doença das cidades, nada mais lógico do que se retirar para locais mais tranquilos onde o ar fosse "limpo" ou "puro".

No entanto, não havia um consenso sobre a definição de limpo ou puro. Seria melhor viajar para o topo de uma montanha, como os personagens de Thomas Mann em *A montanha mágica*? Ou para uma floresta, uma praia, um deserto? Melhor ficar ao ar livre ou viver dentro de casa? Os pulmões precisavam da luz do sol para se recuperar ou o ar limpo bastava? O ar também precisava ser seco?

Cada médico e cada sociedade respondiam a essas questões de um jeito diferente, conforme o conceito do sanatório se espalhava pelo mundo no começo do século XX. Era necessário criar estabelecimentos voltados ao tratamento dos pacientes de tuberculose, que serviriam tanto para ajudá-los a melhorar de saúde como para interromper as cadeias de contágio, removendo quem contraía tuberculose de suas respectivas comunidades. Alguns sanatórios foram construídos em regiões montanhosas —

como o de Asheville, na Carolina do Norte, onde meu tio-avô Stokes faleceu —; outros, em desertos ou áreas rurais próximas às cidades. Alguns chegaram a ser construídos dentro das próprias cidades, embora em geral na periferia.

O sanatório se tornou uma instituição de peso nos Estados Unidos. Como escreve Sheila Rothman em *Living in the Shadow of Death* [Vivendo à sombra da morte]: "Em 1900, nos Estados Unidos, foram abertos 34 sanatórios, com 4.485 leitos. Vinte e cinco anos depois, havia 536 sanatórios, com 673.338 leitos." No auge da criação de sanatórios, havia quase tantos leitos para tratar pacientes de tuberculose quanto leitos hospitalares para todas as demais doenças somadas.

Acreditava-se que ar limpo, repouso e luz solar pudessem "infundir novas esperanças e coragem", como afirmou alguém, e assim os sanatórios procuravam controlar o comportamento dos pacientes, determinando que permanecessem imóveis na maior parte do tempo e ficassem ao ar livre sempre que possível.* Nos Estados Unidos, cidades inteiras foram fundadas por e para pacientes de tuberculose, como Pasadena, na Califórnia, e Colorado Springs, no Colorado. O sul da Califórnia ganhou fama de ser particularmente salutar, e dezenas de milhares de pessoas se mudaram para lá — um movimento populacional que rivalizou com a Corrida do Ouro. Esses "*lungers*" ["pulmonistas"], como ficaram conhecidos, estabeleceram-se nas cidades do Oeste e nos sanatórios ali surgidos. Se o paciente sobrevivia, muitas vezes permanecia em sua nova cidade e formava família, remodelando a geografia social norte-americana.

Henry fala de "uma sensação de monotonia interminável" no Lakka, e nesse sentido o hospital era parecido com a vida nos

* A cadeira reclinada feita com ripas de madeira e conhecida como cadeira Adirondack foi inventada para pacientes de tuberculose, permitindo-lhes descansar ao ar livre sem a necessidade de levar o leito para fora.

sanatórios, que tendia a ser excruciantemente tediosa para o paciente. O papel do "inválido", como os pacientes costumavam ser chamados, consistia em melhorar de saúde. A palavra "inválido" sem dúvida vai ao cerne do que significa viver com uma doença crônica — ser alguém alijado da sociedade, um membro sem valor na ordem social, separado da família e de sua comunidade. Mesmo que a pessoa convalescesse em casa, permanecia à parte dos inúmeros ritmos da vida diária, sem energia ou saúde para fazer compras, frequentar a igreja ou visitar familiares. E, para os pacientes dos sanatórios, a vida se tornava zelosamente restrita em nome da higiene física e mental. Os enfermos eram orientados a se mover o mínimo possível, e desencorajados até de escrever cartas ou pentear o próprio cabelo. As prescrições incluíam ainda evitar sentimentos muito intensos, beber álcool ou fazer sexo — comportamentos supostamente capazes de incitar a tuberculose no organismo.

Isso significava permanecer imóvel nos leitos e cadeiras, deixados do lado de fora sempre que possível para os inválidos tomarem banho de sol e respirarem ar puro. O tédio é um tema constante nas memórias e nas cartas para casa dos pacientes de tuberculose. Como escreveu um visitante: "Não tenho nada para fazer o dia inteiro a não ser ficar aqui deitado olhando para as montanhas. Gostaria que as mudassem um pouco de lugar." Entretanto, os pacientes acabavam encontrando formas de se distrair, como humanos sempre fazem. Nos sanatórios maiores, produziam boletins e jornais, e, em alguns casos, havia até estações de rádio mantidas pelos pacientes. Fofocas eram uma forma de conexão e animação, especialmente quando se tratava de romances, que eram frequentes, a despeito das tentativas de controlá-los. Os pacientes eram constantemente advertidos de que relacionamentos amorosos e fofocas faziam mal à saúde, mas, para a maioria dos inválidos, era inevitável agir como, bem... seres humanos.

Às vezes, os familiares eram orientados a não visitar os pacientes, não só porque as visitas representavam um risco de contágio como também por serem consideradas prejudiciais à saúde. Um sanatório dizia aos pais: "Lembre-se de que seu filho foi enviado para cá porque está doente e precisa de tratamento; para obtermos os melhores resultados e a criança se recuperar no menor tempo possível, ela deve ser deixada aos nossos cuidados com pouca ou nenhuma interrupção de pais, parentes e amigos."

Rothman descreve determinado sanatório como "parecido demais com uma prisão para ser um hospital, e parecido demais com um hospital para ser uma prisão". No intuito de maximizar as chances de cura, um médico escreveu: "Os menores detalhes da vida do paciente são controlados pelo médico supervisor, e nenhuma decisão importante é deixada a seu critério." Isso incluía o que comer, quando dormir, quem ver e até em que pensar. A recusa em aquiescer a essa supervisão absoluta equivalia ao suicídio. Como escreve Megan Vaughan em *Curing Their Ills* [Curando seus males]: "Os pacientes eram com frequência advertidos de que seu destino dependia da obediência às inúmeras regras da instituição."

Muitos desses pacientes eram crianças, incluindo Gale Perkins, que contraíra tuberculose óssea em meados da década de 1930, quando era pequena e vivia com sua família em Boston. Embora Gale atribuísse sua enfermidade a um paciente de tuberculose com quem havia morado na infância, crianças em geral contraíam tuberculose óssea após beberem leite de vaca contaminado. De um modo ou de outro, a tuberculose óssea podia ser particularmente devastadora para crianças, causando uma dolorosa deterioração dos ossos, algo que no caso dela exigiu tração e gesso por todo o corpo durante os doze longos anos de sua infância passados em um sanatório.*

Gale tinha apenas 3 anos quando chegou ao Sanatório de Lakeville, em Massachusetts e, como muitos pacientes, disseram-

---

* Eliminar o risco da tuberculose bovina é um dos motivos pelos quais passamos a pasteurizar o leite; Koch sem dúvida teria ficado desapontado ao saber que o processo não é chamado de "kochização do leite".

-lhe que uma atitude positiva e a estrita observância do regime de tratamento prescrito pelo médico eram essenciais para superar a doença. Segundo recordou: "A noite era assustadora para mim — primeiro chegava a escuridão, depois a quietude. As crianças choravam e chamavam pela mãe. As enfermeiras entravam e diziam: 'Silêncio, todo mundo!'" (Aqui nos deparamos com outro paralelo com a vida no Lakka um século depois para Henry, que escreveu que, à noite, "os corredores do hospital parecem se estender ao infinito".)

Em muitas instituições, chorar em público era terminantemente proibido, porque isso abalaria o moral e, por consequência, prejudicaria as chances de cura. Tudo em relação à vida no sanatório de Gale girava em torno do controle dos pacientes, que eram instruídos sobre quando (ou se) podiam ler e escrever, com que frequência (ou se) podiam ficar de pé, quantas vezes (ou se) podiam receber visitas e assim por diante. Os pacientes passavam muitas horas por dia "se curando", ou seja, permaneciam sentados ou deitados em absoluta imobilidade, sem sequer poder falar ou rir, para evitar esforço.

A jovem Gale muito raramente recebia visitas e era punida com frequência por suas atitudes e seus comportamentos. Sempre que fazia xixi na cama ou chorava alto, havia um castigo. "A punição consistia em ficar isolada", escreveu. "Ninguém podia falar comigo; eu não podia encostar em nenhum dos meus brinquedos; punham uma tela em volta da minha cama para eu não poder ver as outras crianças." Isso aconteceu quando ela tinha apenas 4 anos.

Em Angie, uma filha de imigrantes gregos, Gale encontrou sua salvação. Elas davam grande apreço à amizade entre si porque isso lhes proporcionava duas celebrações de Páscoa — a católica, pelo lado de Gale, e a ortodoxa grega, pelo lado de Angie. Enquanto Gale costumava ser punida por falar ou se remexer no leito quando deveria estar calada e calmamente "se curando", Angie era a paciente perfeita. "Angie lia seu livro de orações todo dia de manhã e à noite. Além disso, me contou que rezava por mim, para me ajudar a parar de entrar em apuros", recordaria Gale. Angie estava determinada a se recuperar e receber alta sobretudo para se reunir com Pauline, sua irmã, que lhe escrevia com frequência, e seu pai, que lhe levava as cartas ao visitá-la toda semana sem falta.

Certo dia, a jovem Gale escutou um terrível segredo sobre sua melhor amiga: a irmã de Angie, Pauline, que lhe escrevia toda semana, na verdade já havia morrido de tuberculose. "Mas seu pai não queria que ela soubesse", recordou Gale, pois isso poderia causar o tipo de abalo emocional que era considerado perigoso para um paciente com a doença. Assim, para manter encorajada a filha que ainda lhe restava, esse pai escrevia as cartas, imitando a caligrafia e o estilo da outra que havia morrido.

Como lhe disseram que os pacientes não podiam ser expostos a notícias ruins sem ter a saúde colocada em risco, Gale nunca contou a Angie que sua irmã morrera. No entanto, não fez diferença. "Vi uma maca com um corpo sendo empurrada para o necrotério. Soube na mesma hora que era minha melhor amiga, Angie." Gale estava com 8 anos.

De todos os desgostos que sofri lendo sobre a tuberculose, é provável que nenhum tenha me marcado tanto quanto essa imagem de um pai imitando a caligrafia da filha morta em cartas para a filha ainda viva na esperança de poupá-la da verdade devastadora. No pai de Angie, vemos a humanidade de pessoas cujas vidas são despedaçadas pela doença — humanidade tantas vezes negada ou minimizada pelo estigma ou pela romantização. Ele era apenas um pai tentando fazer o melhor para suas filhas, e depois, quando já não podia, tentando fazer o melhor para sua filha que sobrevivera.

Isso me parece muito relacionado aos componentes psicossociais de conviver com a tuberculose. Diziam aos pacientes que manter o ânimo elevado e a boa higiene podia salvá-los.

A doença era contextualizada, como tantas vezes é o caso, como um dilema moral — se você não usar salto alto, não viver na cidade longe do contato com a natureza, não beber, não chorar à noite quando tem 4 anos e sente falta da sua mãe, vai sobreviver. Contudo, pacientes como Gale *sabiam que isso era mentira*, pois testemunharam seus amigos morrerem. Essa discordância dificulta ainda mais "manter uma atitude positiva", uma estratégia consagrada de tratamento da tuberculose, assim como ocorre hoje em dia com doenças que às vezes podem ser superadas, mas muitas vezes não, como o câncer.

A experiência de Angie e Gale também nos lembra de outro aspecto da vida em um sanatório: controle. O paciente — uma palavra que assume novas camadas de significado quando consideramos que muitos sobreviventes de tuberculose permaneceram internados por anos ou décadas — tinha que ser tratado com delicadeza, mas, acima de tudo, precisava ser controlado e ter seus movimentos, suas escolhas e seu acesso à informação severamente limitados. Nos Estados Unidos, ainda utilizamos a expressão "controle da tuberculose" nos departamentos de saúde pública, enquanto para doenças como o câncer tendemos mais a usar a expressão "*cuidados* oncológicos". Essa dinâmica do "controle acima dos cuidados", nas palavras do médico e antropólogo Paul Farmer, é comum em muitas doenças infecciosas.*

---

* Ela é crítica para controlar surtos de doenças infecciosas, mas a tentativa pode ser contraproducente se alguns elementos dos cuidados forem preteridos na busca por controle. Muitos sobreviventes de tuberculose descreveram para mim o processo desumanizante de receber sua medicação, por exemplo. Mais de um deles me contou que, de tanto medo da tuberculose, a equipe de enfermagem os mandava ficar em um canto da sala e então jogava os remédios em sua direção. No entanto, com máscaras apropriadas e mecanismos de controle da infecção, haveria muito pouco risco para os profissionais de saúde, mesmo se entregassem os medicamentos aos pacientes em mãos. Esse tipo de tratamento humano básico pode ser de grande ajuda para os pacientes completarem seu regime de antibióticos. Ou seja, o foco nos cuidados muitas vezes é mais efetivo em controlar a doença do que o foco no controle.

Posteriormente, em sua adolescência, Gale pôde visitar sua casa com mais frequência, mas a doença e o medo que pairava sobre ela a acompanharam mesmo após ela tomar estreptomicina, o primeiro medicamento sintetizado para tratar tuberculose, no fim da década de 1940. Como escreveu outro residente de infância dos sanatórios: "O estigma de ter tuberculose era tão grande que a pessoa tentava esconder a doença para evitar o preconceito e a hostilidade." Muitos eram orientados a dizer a amigos e familiares que haviam sido internados por causa da pólio, e não da tuberculose — embora a poliomielite, sem dúvida, também fosse uma doença infecciosa, era menos estigmatizada do que a tuberculose.

Gale sobreviveu. Ela se casou, teve três filhos e chefiou a unidade de terapia ocupacional de um pequeno hospital. Também conseguiu seguir uma paixão que descobriu no sanatório de Lakeside, quando tentava animar com caretas as outras crianças com tuberculose: trabalhar como palhaça.

Pensar sobre Gale, para mim, evoca o caso de Henry, que também passou muitas noites solitárias, que também presenciou amigos morrerem, que também fazia caretas para animar os outros pacientes e cujos movimentos e escolhas também eram controlados por um sistema de saúde pública receoso de confiar no paciente de tuberculose.

Muitos pacientes de fato se recuperaram nos sanatórios — repouso e alimentação adequados são melhores para o corpo do que estresse e subnutrição —, mas as taxas de recuperação não parecem ter sido muito mais elevadas ali do que entre os pacientes em tratamento domiciliar. Não obstante, separar milhões de enfermos de seus lares diminuiu a propagação da doença nas famílias, e, combinada a uma melhor nutrição da população em geral e moradias mais seguras, a medida contribuiu para uma queda mundial nas taxas de tuberculose na primeira metade do século XX. Nos Estados Unidos e em outros países ricos, esse declínio foi vertiginoso — entre 1882 e 1930, quando meu tio-avô morreu de tuberculose, a mortalidade geral pela doença nos Estados Unidos caiu em cerca de 80%.

Entretanto, esses avanços não foram distribuídos com uniformidade entre a população norte-americana — para os afro-americanos e sino-americanos, a queda foi bem inferior, enquanto entre os povos indígenas houve pouquíssimo declínio. E, para todos, a tuberculose permaneceu incurável.

CAPÍTULO 12

A CURA

NAS DÉCADAS SUBSEQUENTES À DESCOBERTA DO bacilo de Koch, houve pequenas melhorias. O aperfeiçoamento dos diagnósticos significou que a doença podia ser identificada e tratada mais cedo, sobretudo quando os médicos passaram a contar com a radiografia.

Os raios X mostravam os sinais da doença antes que se tornasse sintomática. Na década de 1930, havia diversas formas de "enxergar" o organismo vivo por dentro — o estetoscópio nos permitia auscultar o coração e os pulmões; a cirurgia, embora continuasse um procedimento arriscado, tinha menor probabilidade de ser fatal, graças aos antissépticos. Contudo, com a radiografia era diferente, porque ela revelava o corpo visualmente sem necessidade de abri-lo. A pele não era mais uma barreira para vermos nosso interior.

O dr. Alan Hart foi um dos pioneiros no uso da chapa do pulmão para diagnosticar a tuberculose. Hart era casado com uma mulher e praticava medicina em San Francisco, em 1918, quando um ex-colega o expôs como homem trans. Ele foi expulso da cidade após manchetes como "Garota finge ser médico em hospital" (é lógico que não estava fingindo coisa alguma) e passou grande parte da vida se mudando de cidade em cidade para escapar de várias formas de transfobia. Hart também era romancista e escreveu sobre um de seus personagens: "Quanto a fugir das fofocas, descobriu que não conseguia", coisa que sabia por experiência própria — ele se mudou sete vezes em nove anos por todos os Estados Unidos em busca de segurança, que, no entanto, pareceu sempre lhe faltar. Entretanto, conseguiu obter uma pós-graduação em radiologia e ajudou a demonstrar como os raios X torácicos podiam revelar sinais muito precoces da tuberculose, proporcionando aos pacientes, dessa forma, a oportunidade de repousar e passar rapidamente a uma nutrição adequada, contribuindo para resultados melhores. A radiografia continua a ser uma ferramenta diagnóstica essencial; aparelhos móveis de raios X que podem ser carregados em uma mochila hoje em dia atendem a comunidades rurais, de modo que a popularização desse método diagnóstico realizada por Hart continua salvando vidas.*

Contudo, mesmo com métodos diagnósticos melhores, continuou difícil encontrar tratamentos efetivos. Uma intervenção popular envolvia fazer de maneira intencional um pulmão entrar em colapso para que pudesse "descansar", o que oferecia benefícios limitados.** As principais estratégias para a cura da tuberculose continuaram a ser repouso, viagens e alimentação adequada, as mesmas que são promovidas há milhares de anos.

As estratégias de prevenção obtiveram um progresso mais rápido. O fenômeno comum do contágio de humanos com a tuberculose bovina diminuiu após a chegada do teste de tuberculina realizado em rebanhos, além da pasteurização do leite. Ainda

---

* Hart acabou se mudando para Connecticut, onde arrecadou fundos para pacientes de tuberculose incapazes de arcar com os custos do tratamento e trabalhou como funcionário de saúde pública. Ele e sua esposa, que era professora na Universidade de Hartford, viveram em Connecticut pelos últimos quinze anos da vida de Hart, até sua morte em 1962 aos 71 anos.

** E de certa forma ajudava: a *Mycobacterium tuberculosis* é altamente aeróbica, de modo que adora oxigênio, e o colapso de um pulmão a privava desse oxigênio, dificultando sua sobrevivência. Além disso, é provável que a terapia de colapso pulmonar tenha evitado algumas mortes por tuberculose que teriam ocorrido em decorrência de hemorragias graves, uma vez que os vasos sangram menos quando o pulmão entra em colapso.

mais importante, graças em parte a essas vacas, uma vacina surgiu. A vacina Bacillus Calmette-Guérin, ou BCG, leva o nome de seus criadores franceses, que propuseram a hipótese de que, assim como a exposição ao vírus da varíola bovina inoculava os humanos contra a varíola, a exposição a bactérias da tuberculose bovina atenuadas deveria inocular os humanos contra a tuberculose. Os pesquisadores acabaram encontrando uma cepa de tuberculose bovina muito menos virulenta, que cultivaram em um meio composto por batata e bile bovina. Essa cepa veio a ser a base da vacina BCG, disponibilizada à população pela primeira vez em 1921.

Mais de um século depois, a BCG continua a ser a única vacina para tuberculose — embora em 2024 houvesse enfim algumas candidatas promissoras em desenvolvimento. A eficácia da BCG é uma das questões mais debatidas de toda a saúde pública, mas há consenso quanto ao seguinte:

1. a BCG é eficaz na prevenção de formas graves da doença em crianças, especialmente aquelas com menos de 5 anos;

2. a BCG não é particularmente eficaz — ou pode não ter eficácia alguma — em prevenir contra a infecção, formas graves da doença ou o óbito de adolescentes e adultos. Mesmo que a vacina seja ministrada várias vezes, simplesmente não parece prevenir muito, se é que previne, contra formas da doença entre adultos e adolescentes;

3. por motivos que não compreendemos completamente, a eficácia parece diminuir à medida que nos aproximamos da Linha do Equador.

Atualmente, é comum haver programas de vacinação infantil com a BCG em países com altas taxas de tuberculose — a maioria das crianças em Serra Leoa é vacinada, por exemplo. Como isso evita inúmeras mortes, é uma importante ferramenta de prevenção. No entanto, a vacina por si só jamais conseguirá erradicar a tuberculose.

Uma história da tuberculose pulmonar publicada em 1941 proclamava: "O eldorado da cura ainda parece muito longe." Na verdade, faltavam poucos anos para a cura — um lembrete de que nunca podemos prever o que o futuro trará.

Tendemos a resolver os problemas nos quais mais prestamos atenção, e em 1941 prestávamos bastante atenção na tuberculose. Era a doença infecciosa mundial com maior número de óbitos e incapacitações, e milhões de pessoas no mundo todo residiam em sanatórios. Mesmo ao longo da década de 1940, as infecções e doenças por tuberculose permaneceram comuns — sobreviventes da tuberculose no século XX incluem o beatle Ringo Starr (que ficou internado com a doença quando era adolescente), o autor George Orwell (que eventualmente morreu de tuberculose em 1950, logo quando tratamentos curativos começavam a se tornar amplamente disponíveis), o escritor Thomas Wolfe (que morreu de meningite tuberculosa em 1938) e a atriz Vivian Leigh (que conviveu com a tuberculose por mais de 25 anos).

Mesmo em 1941, apenas cerca de um quarto dos pacientes de tuberculose tinha alguma probabilidade de cura. No caso desses poucos afortunados, seu sistema imunológico acabava encontrando uma forma de restabelecer o equilíbrio entre o corpo e a doença, contendo as bactérias nos tubérculos e permitindo que o paciente continuasse vivo. Uma pequena porcentagem convivia com a doença na condição de inválidos, sem nunca se recuperar totalmente, mas tampouco morrendo dela. Essas pessoas viviam em um limbo até morrerem por alguma outra causa, com frequência exacerbada por décadas de luta contra a doença crônica. Contudo, mais de metade dos pacientes de tuberculose com a doença ativa morria, por mais limpo que fosse o ar que respirassem ou por mais imóveis que ficassem.

Então, de uma hora para a outra, a tuberculose se tornou uma doença tratável e, depois, curável. À primeira vista, pode parecer uma peculiaridade da história que vários medicamentos efetivos tenham sido desenvolvidos nas décadas de 1940 e 1950.

Entretanto, na verdade, todos eles foram fruto de décadas de pesquisa sobre bactérias e formas de combatê-las. No fim do século XIX e início do XX, os pesquisadores se aprofundaram cada vez mais nos fungos e compostos antimicrobianos. Na Suécia, o médico Jürgen Lehmann ficou intrigado com um artigo em que era sugerido que expor a tuberculose à aspirina fazia o bacilo da *M. tuberculosis* absorver mais oxigênio; ele levantou a hipótese de que um composto ácido diferente poderia desacelerar o metabolismo da bactéria, inibindo sua proliferação. Isso acabou se confirmando após a descoberta do ácido para-amino-salicílico (conhecido como PAS).

Nesse ínterim, alunos de pós-graduação da Universidade Rutgers, incluindo Albert Schatz e Elizabeth Bugie, isolaram um antibiótico conhecido como estreptomicina, publicando seus resultados no início de 1944. Soldados norte-americanos com infecções graves começaram a receber o medicamento um ano depois. O primeiro paciente morreu. O segundo sobreviveu, mas ficou cego (um dos possíveis efeitos colaterais do remédio). O terceiro paciente era um jovem oficial do exército em estado crítico chamado Bob Dole, que sobreviveria e se tornaria senador dos Estados Unidos, candidato republicano à presidência e conhecido porta-voz do Viagra.

Em Massachusetts, Gale Perkins começou a receber estreptomicina no fim da década de 1940, quando estava com 16 anos, e enfim pôde deixar de vez o sanatório, onde vivera desde os 3 anos. Onde quer que houvesse o medicamento, os óbitos por tuberculose despencavam — no Reino Unido, a taxa de mortalidade pela doença caiu em 90% uma década após a introdução da estreptomicina.

Para potencializar a estreptomicina, um medicamento já existente, a isoniazida, também se revelou eficaz contra a tuberculose. Em 1952, descobriu-se que outro remédio criado previamente, a pirazinamida, matava as bactérias da tuberculose.

Em pouco tempo os médicos começaram a experimentar combinações desses medicamentos no intuito de curar a tuberculose e, em meados da década de 1950, a terapia combinada incluindo os três foi testada e aprovada. A tuberculose passou a ser curável para a grande maioria dos infectados. Dificilmente podemos exagerar o impacto transformador dessas substâncias no tratamento da doença: até hoje, como vimos, tanto a isoniazida como a pirazinamida fazem parte do protocolo RIPE, uma primeira linha de tratamento.

No fim da década de 1950, a tuberculose era amplamente curável. Os sanatórios norte-americanos e europeus, abarrotados de pacientes apenas uma década antes, ficaram vazios.

A descoberta de dois novos antibióticos — etambutol em 1961 e rifampicina em 1966 — levou ao surgimento do RIPE, e em pouco tempo as pessoas começaram a anunciar que a tuberculose estava prestes a ser erradicada. As encorajadoras palavras de Louis Pasteur, de que "a ciência nem sempre permanecerá impotente ante tais inimigos", haviam se tornado realidade, e passou a ser questão de tempo para que a tuberculose deixasse de ser um problema de saúde pública.

Contudo, como escreveu a médica e pesquisadora Annik Rouillon em 1991: "Na longa história da tuberculose humana, o desespero acompanha a esperança, e os triunfos e tragédias se sucedem." Aqui mais uma vez vemos o preço que pagamos por nossos preconceitos e como suas repercussões afetam os pobres e marginalizados. Mesmo após a descoberta de tratamentos eficazes contra a doença, a cura não chegava aos locais onde era mais necessária. Em 1980, o protocolo RIPE era usado havia décadas nos Estados Unidos e na Europa ocidental. Os esforços de detecção e prevenção ocasionaram uma queda tão drástica da doença nos países ricos que a tuberculose começou a parecer o que deveria ter sido: história antiga.

Em dezenas de países, porém, o tratamento não era disponibilizado ou chegava aos pacientes apenas de forma esporádica. Nações de média e baixa renda como Índia, Bolívia, Camboja e Etiópia continuaram a apresentar taxas de mortalidade por tuberculose mais elevadas do que as vistas nos Estados Unidos antes da era dos antibióticos. Na Etiópia, por exemplo, as taxas de 1990 se assemelhavam às dos Estados Unidos em 1882, ano em que

Robert Koch identificou o bacilo da *M. tuberculosis*. Era como se a cura não existisse — porque a doença estava onde a cura não estava, e a cura estava onde a doença não estava.

O fracasso, em grande parte, era consequência de as sociedades ricas encararem a tuberculose pelo prisma do racismo e do colonialismo. Presumia-se com muita frequência que levar o protocolo RIPE às comunidades pobres fosse impossível ou desaconselhável, porque, como afirmou S. Lyle Cummins no princípio da era dos antibióticos, o "nativo africano" era demasiado "infantil em termos de mentalidade e atitude" para ser confiável no uso ou na administração dos medicamentos tal como prescritos.

CAPÍTULO 13

ONDE A CURA NÃO ESTÁ

HÁ INÚMEROS ACRÔNIMOS NO MUNDO DA TUBERCULOSE. A saúde global, como toda área, adora abreviar suas expressões de modo a torná-las óbvias para os especialistas e inacessíveis para os neófitos. De BPaLM e PMDT a GDF e ERP, há uma boa chance de que ao juntar um punhado de letras se obtenha algo que faça sentido no contexto da TB [tuberculose]. Contudo, nenhuma sigla causou impacto mais profundo nessa área do que o protocolo DOTS — Directly Observed Therapy (Short-course), ou "Terapia Diretamente Observada" (Tratamento Curto) —, um método para levar medicamentos contra a tuberculose a comunidades carentes originado na década de 1970.

Menos de cinquenta anos após Thomas Mann ter publicado *A montanha mágica*, seu romance clássico sobre a tuberculose, a doença na Europa — e os sanatórios que acolhiam os pacientes — praticamente não passava de uma lembrança. Pegue por exemplo o caso da Suíça, cenário de *A montanha mágica*; em 1970, o país teve menos de dez óbitos por tuberculose a cada 100 mil habitantes.

Entretanto, em muitas novas nações surgidas da colonização, como Vietnã, Serra Leoa e Belize, as taxas da doença permaneceram altas. Isso se deveu em parte à pobreza e à desnutrição, fatores que aumentam o risco de a tuberculose evoluir para uma doença ativa, e, em parte, porque a cura permaneceu inacessível às populações pobres que conviviam com a doença, mesmo já estando amplamente disponível na Europa, nos Estados Unidos e em outros países ricos.

Em seu livro *An Introduction to Global Healthcare Delivery* [Uma introdução à prestação de serviços de saúde globais], a dra. Joia Mukherjee explica de que forma, nos anos que se seguiram à independência das ex-colônias, quando o recém-criado Banco Mundial oferecia empréstimos às nações pobres, as políticas da instituição financeira moldaram profundamente os sistemas de saúde nesses países. Restrições sobre quanto e como os governos poderiam gastar levaram a um trágico subfinanciamento dos sistemas de saúde e educação. "No fim da década de 1980", lembra Mukherjee, "o orçamento da saúde em muitos países africanos e asiáticos era inferior a 5 dólares per capita anuais".

Antes do DOTS, as tentativas de expandir o acesso ao tratamento da tuberculose em países de média e baixa renda eram esporádicas e inconsistentes. A falta de medicamentos era comum, o que é especialmente perigoso no caso da tuberculose, pois interrupções no tratamento podem levar a bactérias resistentes, tornando a cura bem mais difícil. Entretanto, no início da década de 1970, o dr. Karel Styblo, ele próprio um sobrevivente da tuberculose, começou a implementar uma estratégia, sobretudo na Tanzânia, para oferecer tratamento sistemático a pacientes da doença. As diretrizes eram:

1. A tuberculose seria diagnosticada via baciloscopia direta. Esse método de diagnosticar a doença, essencialmente idêntico ao modo como Robert Koch identificou o bacilo da *M. tuberculosis* em 1882, consiste em investigar a presença da bactéria em uma amostra de escarro. A baciloscopia direta falha em detectar cerca de metade dos

casos e deixa particularmente a desejar na identificação da doença em crianças (o teste de Henry, por exemplo, deu negativo na primeira vez), mas é muito mais barata do que uma radiografia pulmonar, um método bem mais sensível. A estratégia de Styblo defendia que o simples diagnóstico por baciloscopia direta ajudaria os sistemas de saúde a concentrar suas iniciativas nos pacientes mais infectados e gravemente enfermos (que são os mais propensos a testar positivo nesse exame).

2. O tratamento seria altamente padronizado. Todos os pacientes receberiam o protocolo RIPE (ou outro parecido) por seis a nove meses.

3. Os pacientes seriam "observados diretamente" ao tomar sua medicação todos os dias por uma pessoa que não fosse da família. Isso muitas vezes significava que o paciente tinha que ir diariamente à clínica para receber os remédios e ser observado engolindo os comprimidos, de modo a garantir a adesão ao tratamento.

4. Relatórios padronizados permitiriam estatísticas mais precisas sobre as taxas de cura, enquanto a continuidade de fornecimento evitaria faltas no estoque de medicamentos.

Essa estratégia, que ficou conhecida como DOTS, objetivava resolver inúmeros problemas comuns dos sistemas de saúde em países pobres. Ela lidaria com os desafios do diagnóstico e da cadeia de suprimentos fazendo tanto o diagnóstico como o tratamento serem padronizados e terem um bom custo-benefício, e poderia minimizar ou prevenir a resistência a medicamentos assegurando por meio da observação direta que os pacientes tratados de fato tomassem sua medicação.

É muito comum ouvirmos dizer que uma das principais causas da resistência a medicamentos é o paciente "deixar de tomar seus remédios". Essa assim chamada "falta de adesão" ao tratamento é com certeza um fator central no desenvolvimento da resistência aos antibióticos. (É provável que a resistência original de Henry quando era pequeno, por exemplo, tenha ocorrido porque seu pai insistiu em interromper o tratamento.) Por uma variedade de motivos, muitos pacientes têm dificuldade em completar seus prolongados regimes de antibióticos, o que proporciona à infecção mais oportunidades para desenvolver resistência ao tratamento. Como o dr. Girum B. Tefera, um médico etíope, certa vez me explicou: "Há inúmeros fatores, um deles é o fato de o paciente não ter acesso ao diagnóstico ou tratamento. Se a pessoa é obrigada a viajar por quilômetros só para ser diagnosticada e tratada, isso fica muito caro. Ela precisa encontrar um lugar para dormir. Precisa arrumar dinheiro para um mototáxi. Essas coisas impedem o paciente de se consultar com um médico. Outro fator é o fornecimento inconstante ou frequentemente interrompido dos insumos para tratar a doença, incluindo os medicamentos, impossibilitando a adesão ao tratamento."

É lógico que o problema não é exclusivo da tuberculose. Mesmo no caso de regimes de antibióticos bem mais curtos, o abandono da terapia é comum. Nos Estados Unidos, mais de um quarto dos tratamentos prescritos com antibióticos nunca é completado. Conheci pacientes de tuberculose que pararam ou interromperam a medicação pelas mais variadas razões. Uma jovem com quem falei estava com 19 anos ao ser diagnosticada com a doença. Ela largou o tratamento para acompanhar seu namorado quando ele se mudou da região onde morava. Outra paciente parou com os comprimidos porque não tinha dinheiro para comer e ficava horrivelmente nauseada quando os ingeria de estômago vazio. O médico a orientou a tentar tomar os remédios com água e açúcar, mas sua barriga doía tanto após fazer isso que nem assim foi possível. Outros pacientes sofriam de alguma incapacitação por uso de substâncias que dificultava a ida diária à clínica, ou não podiam pagar pelo transporte, ou começaram a apresentar melhoras e não queriam mais sofrer os efeitos colaterais da medicação.

Certa vez visitei um rapaz no Lakka com dificuldades para tomar os remédios. Ele estava com 20 e poucos anos e usava uma camiseta encardida, bermuda jeans e sandálias. Sofria de depressão grave — sua voz mal passava de um sussurro, e ele perdera muitos amigos, além da parceira, quando foi diagnosticado com tuberculose. Achava que jamais poderia voltar ao mundo em que antes vivia; sentia ter "caído em desgraça", conforme explicou o intérprete.

Usava uma máscara descartável suja e frouxa sob o nariz. Seus olhos imensos estavam afundados no rosto. Respondia às minhas perguntas praticamente apenas com monossílabos: Ainda vê seus amigos? *Não*. Imagino que isso doa muito. *Sim*. E, para sarar da tuberculose, esse homem tinha que tomar remédios todos os dias por vários meses — que o deixavam nauseado, e que às vezes causavam vômito, visão embaçada e icterícia. É preciso continuar com a medicação durante meses mesmo após a melhora, e sempre sendo observado, como um prisioneiro.

A adesão ao tratamento é problemática também em muitas outras doenças. Eu mesmo muitas vezes enfrentei dificuldades para tomar a medicação que me mantém vivo. Tomo dois comprimidos diários para tratar o TOC e a depressão e, na última década, fiquei sem tomá-los em várias ocasiões, mesmo tendo consciência de que ao fazer isso estou pondo minha vida em risco. Assim, enquanto conversava com o rapaz, peguei meu frasco de remédios na mochila e lhe expliquei que simplesmente não conseguia entender por que era tão difícil para mim tomá-los. Meu médico me facilita ao máximo. Nada de DOTS, no meu caso. Não tenho que ficar internado em um hospital nem ir a pé à clínica para receber o tratamento; posso buscar meus remédios em uma farmácia próxima uma vez por mês. Contudo, como expliquei a ele, achava muito difícil tomar os remédios. *Por quê?*

A pergunta o animou um pouco. Ele sugeriu que podia ser por causa dos efeitos colaterais. É verdade que me incomodam. Comentei que talvez o estigma tivesse algo a ver com isso também — sinto que sou dependente dos remédios, como se não fosse uma pessoa autossuficiente da maneira que deveria ser. Ele me encorajou a pensar na família e no futuro ao tomar minha medicação. Eu o encorajei a fazer o mesmo. É difícil para alguns, inclusive para mim, tomar os remédios. Não sei exatamente o motivo. No entanto, sou incapaz de censurar os outros por interromper seu tratamento com antibióticos quando eu mesmo deixei tantas vezes de tomar meus medicamentos.

Em seu artigo seminal "Social Scientists and the New Tuberculosis" [Cientistas sociais e a nova tuberculose], o dr. Paul Farmer, cofundador da Partners In Health, contou a história de Robert, um paciente haitiano "não aderente" de 19 anos cujos sintomas apareceram no início da década de 1990. Após ser diagnosticado com tuberculose, Robert começou o tratamento, mas o hospital que o atendeu tinha apenas dois dos quatro medicamentos aprovados pelo protocolo DOTS. (Esse era o problema — e, em alguns lugares, continua sendo — com o DOTS: determinar que todos os medicamentos relevantes sejam disponibilizados sem que haja falta de estoque em países pobres como o Haiti é algo mais fácil de falar do que de fazer.) Robert não podia receber mais de uma dose diária da medicação por vez, assim precisava passar duas horas em um ônibus todos os dias para chegar ao hospital, sendo, desse modo, obrigado a ficar sem trabalhar.

Depois de vários meses, Robert mudou para um hospital melhor ao qual podia ir a pé e onde havia três dos quatro medicamentos disponíveis. Os remédios não apenas eram caros — a família dele precisou vender mais da metade de suas terras para comprá-los —, como também insuficientes. Assim, quatro anos após os sintomas iniciais, Robert enfim foi internado em um hospital na capital haitiana de Porto Príncipe. Nesse lugar lhe ministraram seis meses do coquetel RIPE de quatro medicamentos, mas a essa altura sua tuberculose passara por uma mutação e adquirira resistência à terapia padrão. Embora a segunda linha de antibióticos pudesse tê-lo curado, não havia disponibilidade dessa medicação no hospital na época. Ele acabou procurando atendimento em uma clínica bem abastecida no centro do Haiti, mas era tarde demais. Robert fez tudo certo — deslocando-se a um custo considerável e a despeito dos obstáculos para onde houvesse o melhor tratamento disponível —, mas mesmo assim morreu com terríveis dores em dezembro de 1995, aos 28 anos.

E assim, como escreveu o historiador Christian McMillen: "Termos como 'cumprimento' e 'adesão', ou qualquer outro eventualmente empregado, são limitadores demais. O que a incapacidade de um programa nacional de tuberculose de acompanhar os pacientes em tratamento tem necessariamente a ver com a adesão *do paciente*? Quando um programa perde grande porcentagem de seus pacientes, isso se deve à falta de adesão ou é um problema de monitoramento? Que culpa tem o paciente de não ter dinheiro suficiente para comer e aguentar a fome provocada pelos medicamentos?"

Mais amplamente, é culpa dele se está incapacitado demais pela depressão e pelo isolamento para seguir com o tratamento até o fim? É culpa do paciente se ele ou seus filhos estão tão famintos que são obrigados a trocar os remédios por comida? É culpa do paciente que suas condições de vida, diagnósticos concomitantes, uso de substâncias ilícitas, efeitos colaterais não tratados ou estigma social o levem a abandonar o tratamento?

Por que tratamos problemas que são obviamente sistêmicos como falhas morais individuais? Muitos pacientes descrevem a experiência de receber os remédios como humilhante — às vezes, junto da medicação levam um puxão de orelha e ouvem que isso só aconteceu por não terem higiene, serem pobres ou de algum modo inferiores.* O ambiente hospitalar dificilmente é acolhedor a ponto de os pacientes desejarem voltar, e no entanto

* Uma passagem de *Breathless* [Sem fôlego], o brilhante livro de Andrew McDowell, nunca saiu da minha cabeça: quando um paciente, a pedido da equipe médica, está tirando a camisa para fazer uma chapa do pulmão, começa a tossir. "O técnico esbravejou com ele: 'Não é para tossir aqui. A manhã nem começou e já me aparecem esses caras tossindo em cima de mim.'" A incapacidade desse técnico de enxergar a humanidade da pessoa — sem sequer se dirigir diretamente a ela e agrupando-a com todos os demais pacientes de tuberculose — é bastante compreensível. O sujeito não queria correr o risco de contrair a doença. Contudo, é óbvio que o paciente também não queria tossir, não queria estar doente nem queria ser repreendido por sua condição.

de alguma forma sempre os culpamos por descumprir o tratamento, em vez de atribuir o problema às estruturas da ordem social que dificultam sua adesão.

Os próprios termos "adesão" e "cumprimento" revelam do que isso tudo de fato se trata, no fundo: sistemas de distribuição de recursos médicos exercendo sobre os pacientes de tuberculose no século XXI o mesmo tipo de controle exercido pelos sanatórios no século XX.

Quero deixar claro que o protocolo DOTS já salvou muitas vidas — as Nações Unidas estimam que mais de 6 milhões de pessoas foram curadas desde 1995 com o tratamento. Ele é barato e eficaz, contanto que a pessoa pertença ao afortunado grupo que testa positivo na baciloscopia, não apresente tuberculose resistente a medicamentos e consiga seguir o tratamento até o fim. E decerto constitui um avanço em relação ao que existia antes, porque, até o surgimento do protocolo DOTS, não havia *nenhuma* estratégia global abrangente para lidar com a tuberculose nos países pobres.

Entretanto, ensaios clínicos randomizados mostraram que a terapia diretamente observada não é mais efetiva do que entregar os comprimidos para serem tomados em casa, em ciclos de duas semanas ou um mês, desde que os pacientes recebam a assistência adequada. O protocolo também não foi capaz de lidar com a crescente crise da tuberculose resistente e deixou de identificar muitos casos da doença porque a baciloscopia é bem menos sensível do que a radiografia pulmonar. Mesmo assim, em 2025, o protocolo DOTS continua sendo a prática padrão em grande parte do mundo.

Para muitas pessoas com tuberculose, o trajeto diário até uma clínica é complicado ou impossível, sobretudo quando estão muito debilitadas. Mas o temor da resistência a antibióticos e a falta de confiança nos pacientes são tamanhos que as autoridades de saúde mundiais, há muito, consideram o protocolo necessário.

Quando perguntei à dra. Jennifer Furin, especialista na doença, sobre o DOTS e o fato de obrigar as pessoas a tomar seus comprimidos todos os dias sob o olhar de um profissional de saúde, ela me disse: "Não conheço nenhuma outra área da medicina em que a terapia se baseie na total desconfiança para com o paciente."

E assim o protocolo DOTS, embora tenha expandido bastante o tratamento, perpetuou a velha estigmatização do paciente de tuberculose. Além disso, oferecia apenas uma alternativa. Como explicou a médica e pesquisadora Carole Mitnick: "Como toda solução padronizada, o DOTS vai falhar para muita gente." Uma delas, lógico, era Henry.

Henry é um estudo de caso interessante porque ele recebeu o DOTS quando ficou doente com tuberculose pela primeira vez, aos 5 anos. Na época, não havia outros tratamentos disponíveis em Serra Leoa nem na maioria dos demais países pobres. Pode-se dizer que Henry deixou de cumprir o protocolo devido à assim chamada "falta de adesão", quando seu pai interrompeu o tratamento prematuramente. Contudo, não deveríamos ver Henry como um ser humano que escrevia lindos pensamentos e poemas, que incentivava não só os demais pacientes, como também os profissionais de saúde encarregados de seus cuidados, como um indivíduo valioso, entrelaçado à história de toda a humanidade, e não como um menino indisciplinado de 5 anos?

A sistematização da saúde pública, em que todos são tratados como iguais, tem seus benefícios, mas também um preço.

CAPÍTULO 14

MARCO. POLO.

MAIS DE 90% DOS PACIENTES SOFREM DE TUBERCULOSE "suscetível a medicamentos", o que significa que o coquetel RIPE — seja implementado pelo protocolo DOTS, seja por meio de alguma outra estratégia — costuma curá-los.

No entanto, a cada ano cerca de meio milhão de pessoas desenvolvem tuberculose resistente, que não responde a uma ou mais substâncias dessa primeira linha de antibióticos. Tais casos, conhecidos como TB-R, TB-MDR, TB-XDR* ou uma série impressionante de outros acrônimos, são mais difíceis e dispendiosos de tratar, mas ainda assim podem ser curados.

Quase imediatamente após a descoberta da cura nas décadas de 1940 e 1950, surgiu um novo temor de que ela fosse apenas temporária. A bacteriologista Mary Barber demonstrou, em 1947, que o *Staphylococcus aureus* estava adquirindo resistência à penicilina por seleção natural e afirmou no ano seguinte que "o atual uso generalizado e com frequência indiscriminado da penicilina, particularmente como medida preventiva, constitui uma séria ameaça a seu futuro". (De fato, quando Barber escreveu isso,

---

* Tuberculose resistente, tuberculose multirresistente e tuberculose extensivamente resistente, respectivamente.

cerca de 40% das infecções por estafilococos já eram resistentes à penicilina; atualmente, essa proporção é de 98%.)

A tuberculose demora um longo tempo para matar porque a bactéria possui um revestimento celular atipicamente espesso e ceroso, o que significa que também permanece exposta por um longo período aos agentes bactericidas e pode desenvolver resistência a eles. No entanto, sua taxa de replicação extremamente lenta é um fator que opera contra ela.

Todos os quatro medicamentos compreendidos na primeira linha de tratamento do regime RIPE foram introduzidos entre 1946 e 1966, e mais de meio século depois a vasta maioria dos casos de tuberculose ainda pode ser curada com ele. Assim, não é como se a rapidez com que o bacilo desenvolve resistência aos antibióticos tenha frustrado nossos esforços. O *Staphylococcus aureus* se replica até noventa vezes mais rápido que a tuberculose, o que proporciona ao estafilococo milhões de oportunidades, todos os dias, para desenvolver resistência a medicamentos. A *Mycobacterium tuberculosis* simplesmente tem menos oportunidades, mas, mesmo assim, com tempo suficiente, a bactéria tende a levar a melhor.

A resistência a antibióticos é um problema complexo e multifacetado — inúmeros fatores, do abuso de prescrições ao uso de antibióticos em rebanhos bovinos, contribuíram para isso. Entretanto, ao considerarmos o avanço da tuberculose multirresistente, em particular, é importante observar que chegamos a essa crise sobretudo porque paramos de tentar desenvolver novos tratamentos para a doença. A questão não é que a tuberculose seja atipicamente boa em desenvolver resistência, e sim que, nos 46 anos transcorridos entre 1966 e 2012, não foi criado nenhum medicamento novo para tratá-la.

Isso me parece uma das escolhas mais estranhas da história. O ser humano, uma espécie que simplesmente nunca se contenta com nada, por algum motivo decidiu que cinco ou seis medicamentos contra a tuberculose bastariam.

Por quê? Novas classes de medicamentos para tratar infecções bacterianas não são fáceis de encontrar, mas sabemos que é *possível.*

Nas duas últimas décadas, com a mudança dos incentivos financeiros, desenvolvemos novos medicamentos potentes para tratar a tuberculose, incluindo bedaquilina e delamanida.

Contudo, há pouco incentivo quando se trata de lucro.* A falta de investimento em novas classes de medicamentos para combater enfermidades bacterianas é o principal motivo para o aumento da resistência a antibióticos.** É fácil pôr a culpa nos pacientes, profissionais de saúde e companhias farmacêuticas, mas, na verdade, foi a humanidade como um todo que decidiu não empregar uma parte maior de nossos recursos compartilhados para encontrar novos tratamentos. Parte disso se deve aos nossos sistemas econômicos — os antibióticos mais recentes serão receitados com menos frequência, de forma que não serão tão lucrativos quanto, digamos, o desenvolvimento de um novo remédio para controlar a pressão arterial, que será utilizado por centenas de milhões de pessoas. É por isso que, quando *de fato* são desenvolvidos e lançados novos medicamentos antibacterianos, o preço em geral é muito alto.***

Entretanto, as forças do mercado não podem ser o único fator determinante da saúde humana. Deveríamos investir mais

---

* Embora isso também possa ser afirmado sobre um monte de coisas que fazemos razoavelmente bem — das viagens espaciais à edição da Wikipedia.

** Sou uma prova viva dos benefícios do desenvolvimento de novas linhas de antibióticos. Em março de 2007, meu olho esquerdo começou a inchar e fui diagnosticado com celulite orbital, uma infecção do tecido entre os olhos e o cérebro. O problema pode ser bastante sério — a perda da visão no olho afetado é comum, e a infecção às vezes passa para o cérebro, com consequências em geral fatais. No meu caso, a bactéria causadora da infecção era uma cepa resistente de *Staphylococcus aureus*. Quando fui internado, vários meses após a consulta médica que identificou o problema, a doença estava em estágio avançado, a despeito do tratamento com uma série de antibióticos. O infectologista do hospital perguntou quais medicamentos eu havia tomado. "Você tomou um comprimido amarelo? Um redondo?" A resposta a todas as suas perguntas era sim. Por fim, ele perguntou: "Você tomou algum remédio que custa 700 dólares por comprimido?" "Não", respondi. "Bem, então agora vai tomar." Esse medicamento, que curou minha celulite orbital, fora criado havia poucos anos.

*** Como atesta meu tratamento da celulite orbital a 700 dólares por comprimido.

dinheiro público e doações filantrópicas em pesquisa e desenvolvimento de remédios, vacinas e sistemas de distribuição de tratamentos. Poderíamos repensar a alocação dos recursos de saúde mundiais para que fiquem mais alinhados ao ônus do sofrimento global — recompensando os tratamentos que salvam ou melhoram vidas, e não aqueles que só os ricos conseguem bancar. Quando os mercados transmitem às empresas a mensagem de que desenvolver cosméticos para alongar os cílios é mais valioso do que desenvolver remédios para tratar malária ou tuberculose, há algo nitidamente errado com a estrutura de incentivos. Contudo, não estamos atrelados a ela. Sei disso porque os dois medicamentos mais recentes desenvolvidos para tratar tuberculose, a bedaquilina e a delamanida, foram subsidiados sobretudo com dinheiro público.

Diferentes combinações de medicamentos são usadas para tratar tuberculose resistente. Em 2025, os regimes mais eficazes e menos tóxicos consistem em cinco a sete comprimidos a serem tomados uma vez ao dia por seis a nove meses, mas ainda é comum o uso de um coquetel de medicamentos conhecido pelo nome um tanto nefasto de "injetáveis". O coquetel de injetáveis envolve uma mistura de comprimidos e injeções de medicamentos altamente tóxicos.

Quando conheci Henry no Lakka, dois meses após o início de sua internação, ele estava recebendo o coquetel de injetáveis. O tratamento incluía o medicamento canamicina, conhecido por ser ototóxico, causando perda de audição permanente em mais de 20% dos pacientes que o tomam e, muitas vezes, resultando em surdez total e irreversível. Insuficiência renal é outro efeito colateral comum. Outros medicamentos do coquetel podem causar danos hepáticos graves.

Henry jamais deveria ter recebido canamicina. A bedaquilina, que pode ser tomada por via oral, foi aprovada por diversos sistemas de saúde nacionais (incluindo o norte-americano) em 2013.

Quando utilizada em combinação a outros medicamentos mais antigos, como linezolida e pretomanida, a bedaquilina é mais do que apenas um remédio potente que ajuda a curar a tuberculose; também possui um perfil de segurança muito melhor do que a canamicina. Não há risco de perda auditiva com regimes de tratamento baseados na bedaquilina. (Em 2024, havia pelo menos quatro regimes de tratamento envolvendo a bedaquilina que eram mais seguros e mais curtos do que o coquetel de injetáveis, e mesmo assim centenas de milhares de pacientes no mundo todo receberam os injetáveis, resultando em dezenas de milhares de casos anuais de perda auditiva e/ou insuficiência renal.)

Então por que Henry não estava recebendo bedaquilina? Embora a maior parte do dinheiro investido no desenvolvimento da bedaquilina tenha sido pública (grande parte vinda do governo norte-americano), o medicamento e sua patente pertenciam à Johnson & Johnson, que detinha seu monopólio e, portanto, o controle absoluto sobre o preço. Um tratamento com bedaquilina pode ser lucrativamente produzido por 130 dólares,* mas, enquanto conservou seu monopólio, a Johnson & Johnson cobrou muito mais do que isso, tornando o tratamento inacessível para o Ministério da Saúde de Serra Leoa. Como resultado, não havia disponibilidade de bedaquilina e Henry recebeu os injetáveis.

Pouco depois da minha visita, ele acordou certo dia surdo de um ouvido, mas não comunicou o ocorrido ao seu médico nem à equipe de enfermagem. Ele sabia que não havia nada que pudessem fazer e, além disso, temia que descontinuassem o tratamento — o que, para ele, seria uma sentença de morte.

A Johnson & Johnson lançaria uma nota mais tarde, alegando: "É falso sugerir — como alguns fizeram recentemente — que nossas patentes estão sendo utilizadas para impedir o acesso ao

---

* Podemos ter certeza disso porque, atualmente, a J&J cobra 130 dólares pelo tratamento de bedaquilina, e não houve nenhuma alteração digna de nota na fabricação do medicamento.

SIRTURO (bedaquilina), nosso remédio para a TB-MDR [tuberculose multirresistente].” No entanto, eu desafiaria a empresa a olhar nos olhos de Isatu e afirmar que os preços exorbitantes cobrados pela J&J não tinham nada a ver com a indisponibilidade de um medicamento financiado sobretudo com dinheiro público para os membros mais vulneráveis desse mesmo público. De fato, muitos pacientes morreram esperando pela bedaquilina. Entre eles, Shreya Tripathi, uma ativista indiana da tuberculose. A dra. Jen Furin, uma das responsáveis por seus cuidados médicos, me contaria posteriormente que Shreya adorava meu livro *A culpa é das estrelas*. Lembrando-se de sua paciente, a dra. Furin escreveu: “A irmã de Shreya a presenteou com o romance quando sua respiração se tornou tão fraca que ela não conseguia mais levantar — consequência não só do patógeno infeccioso da tuberculose, como também do descaso da sociedade em ajudá-la a sobreviver.”

Ao ler sobre a bedaquilina pela primeira vez, enquanto pesquisava seu diagnóstico de TB-XDR, ou tuberculose extensivamente resistente, ela percebeu de imediato que era disso “que meu corpo precisa”. Seus médicos concordaram, mas o programa nacional contra a tuberculose na Índia, à época, rejeitou os pedidos para um tratamento à base de bedaquilina, alegando que (1) não havia evidências suficientes sobre a eficácia da bedaquilina em tratar a cepa de tuberculose de Shreya (o que não era verdade: quando Shreya adoeceu, milhares de pessoas com TB-XDR haviam sido curadas com o medicamento); (2) os custos eram proibitivos (o que só era verdade porque a J&J decidiu que fosse assim); e (3) era imperativo “proteger” a bedaquilina para os pacientes que pudessem precisar dela no futuro (supostamente porque o abuso de prescrições levaria a tuberculose a adquirir resistência também ao medicamento).*

* Obviamente, permitir que a tuberculose resistente permaneça não tratada cria um risco muito maior de que o paciente espalhe a doença para outras pessoas, agravando a proliferação da tuberculose resistente a medicamentos.

Shreya entrou com uma ação judicial contra o governo para obter acesso à bedaquilina. Ela admitia que o processo dificilmente seria rápido o bastante para fazer diferença em seu caso, mas, como afirmou ao seu pai, queria que seu sofrimento significasse algo. Shreya venceu o processo no tribunal superior de Nova Deli, forçando o governo a disponibilizar a bedaquilina, mas a vitória de fato chegou tarde demais para ela. Quando recebeu a primeira dose, a dra. Furin escreveria posteriormente: "Os pulmões de Shreya estavam destruídos. A bedaquilina, combinada a outras medicações, conseguiu matar o germe da tuberculose, mas não havia nada que pudesse ser feito para restabelecer a saúde de suas células pulmonares: restavam apenas cicatrizes."

Shreya morreu em 2018, seis anos após ser diagnosticada com tuberculose. A dra. Furin me contaria depois que Shreya estava relendo *A culpa é das estrelas* em seus últimos dias de vida, identificando-se com a falta de ar da narradora, que convivia com um câncer que se espalhou para seus pulmões.

Escrever um romance é uma ocupação solitária. Escrevi esse livro sozinho, sentado em aeroportos e cafeterias e deitado na cama. Contudo, quando estou escrevendo, sempre tenho esperança de que um dia não estarei mais sozinho — nem em relação ao trabalho, nem em relação ao mundo. É um pouco como aquela brincadeira infantil de dizer "Marco Polo", em que uma criança fecha os olhos e nada ao acaso pela piscina, tentando tocar em alguém. "Marco", diz a criança de olhos fechados, enquanto os demais participantes devem responder: "Polo." "Marco, Marco, Marco!", exclama ela, e as outras respondem: "Polo. Polo. Polo." Escrever, para mim, se parece com isso, como se eu estivesse digitando "Marco, Marco, Marco" por anos, até que, enfim, a obra é completada e alguém lê e responde: "Polo."

Assim, eis aqui Shreya dizendo "Polo" para mim de outro plano. No entanto, também está dizendo "Marco". Também está me dizendo para escutar *sua* voz e responder ao *seu* chamado. As pessoas sempre me perguntam por que sou tão obcecado com a tuberculose. Sou um romancista, não um historiador da medicina. Onde vivo, a tuberculose é rara. Ela não me afeta. Tudo isso é verdade. Contudo, escuto Shreya, e Henry, e muitos outros me chamando: "Marco. Marco. Marco."

CAPÍTULO 15

DR. GIRUM

ALGUNS MESES APÓS EU TER CONHECIDO HENRY, UM novo médico chegou ao Lakka. O dr. Girum Tefera crescera na periferia de Addis Abeba, capital da Etiópia. Seu pai era professor escolar e vivia lhe dizendo que a educação era a chave do sucesso. Era um bom aluno, embora tivesse que trocar com frequência de escola para acompanhar as mudanças de emprego do pai. Girum permaneceu dividido entre estudar engenharia ou medicina até o oitavo ano, quando presenciou sua mãe tendo convulsões epilépticas. "As convulsões da minha mãe por causa da epilepsia refratária me fizeram pensar que, se eu fosse médico, pelo menos poderia ajudá-la."

O dr. Girum, como é chamado por seus pacientes, formou-se em uma universidade no extremo norte da Etiópia e começou a estudar a tuberculose quando um mentor o fez enxergar a extensão da tragédia global. Quando conheci o dr. Girum, ele me disse: "O que me faz querer continuar a ser um especialista em tuberculose é ver esse monte de gente desamparada. A maioria dos diagnosticados com a doença por aqui vem de famílias pobres e marginalizadas. Uma coisa que me anima é que, apesar de estarem quase mortos quando são internados, se encontramos o regime certo, parece magia. Depois de alguns meses, vimos um paciente que estava paralisado por causa do comprometimento ósseo sair andando do hospital. Por isso, esses medicamentos contra a tuberculose são mágicos." Após trabalhar com tuberculose na Etiópia, o dr. Girum obteve um emprego a milhares de quilômetros dali, no Lakka. Ele não se incomodou com essa mudança radical porque sabia da gravidade da epidemia de tuberculose na África Ocidental e sentia que poderia fazer a diferença. Conhecia muitas histórias de sucesso. "Mas às vezes também fico triste. O que me desanima é ver tantos pacientes chegando tarde demais. A gente mesmo assim faz de tudo para suprir todos os cuidados necessários, mas muitas vezes o paciente chega basicamente sem pulmões", completou ele.

Esse é um desafio imenso para o tratamento da tuberculose em comunidades carentes. Nos Estados Unidos, na década de 1950, furgões equipados com aparelhos portáteis de raios X percorriam o país, oferecendo radiografias pulmonares gratuitas para detectar cedo a tuberculose e iniciar o tratamento.

Essa "identificação de casos ativos" é fundamental para a redução da tuberculose por três motivos:

1. a detecção precoce impede as cadeias de infecção, reduzindo a futura carga da doença;
2. identificar pacientes antes de ficarem extremamente doentes permite melhores resultados gerais;
3. pessoas em contato próximo com um doente podem receber terapia preventiva.

Quem convive com um paciente de tuberculose ativa é especialmente vulnerável a contrair a doença. Entretanto, basta tomar isoniazida, um dos medicamentos do protocolo RIPE, para eliminar do organismo uma eventual infecção latente. O único problema é que a terapia preventiva ainda exige comprimidos diários por vários meses, o que pode ser um estorvo considerável para alguém que não está doente. Ainda assim, a terapia é eficaz e, em geral, bem tolerada. Uma boa notícia é que soluções envolvendo terapia preventiva de menor duração têm se mostrado efetivas, embora ainda estejam por ser implementadas em escala global.

A terapia preventiva foi testada pela primeira vez em Bethel, Alasca, onde as taxas de tuberculose no início da década de 1950 eram extraordinariamente elevadas (maiores até do que as taxas atuais de Serra Leoa). Contudo, a implementação dessa estratégia abrangente de combate à tuberculose reduziu as taxas da doença em Bethel em 69% *em um ano*.

A estratégia pode ser extraordinariamente eficaz, mas, em Serra Leoa, no início da década de 2020, a detecção de casos ativos e a terapia preventiva eram muito limitadas, pois havia pouquíssimo dinheiro disponível para combater a tuberculose. Em vez de aparelhos de raios X percorrendo o país, muitos pacientes ainda são diagnosticados por baciloscopia, que falha em detectar 50% dos casos, especialmente nos estágios iniciais da doença. Muitos pacientes recebem os equivocados diagnósticos de malária ou febre tifoide. Muitos só procuram ajuda médica quando já estão bastante doentes, porque sabem que o tratamento é dispendioso e estigmatizante. Essa combinação de fatores significa que, no momento em que o paciente dá entrada no Lakka, em geral já está além da ajuda.

O dr. Girum me contou sobre outra grande frustração: saber o que precisa ser feito e não poder fazê-lo. "Quando sabemos de que medicamentos precisamos, mas não os temos disponíveis, é muito difícil. Nos países ocidentais, uma hemorragia pode ser contida, mas nós não temos as ferramentas." Diversas vezes o dr. Girum presenciou pacientes morrendo de uma hemorragia pulmonar que sabia ser tratável ou por falta de medicamentos que pudesse receitar com segurança.

O dr. Girum é um homem magro e discreto, mas afeito à complexidade — sempre que começo algum desabafo, ele me lembra das nuances. É difícil imaginá-lo erguendo a voz. Quando chegou ao Lakka, ele me disse: "Como você, conheci esse menino e não me toquei de que fosse um paciente, porque ele vivia ajudando os outros pacientes. Achei que pudesse ser o trabalho dele, dar algum amparo social. Mas não! Ele é um paciente! Aí vi o prontuário dele e percebi. Esse paciente era Henry Reider, lógico."

A essa altura, era evidente que o coquetel de injetáveis não estava funcionando, como acontecera com o protocolo RIPE. O tratamento causara enorme sofrimento a Henry e o deixara surdo de um ouvido — e não iria curá-lo. O dr. Girum sabia que um declínio lento e inexorável aguardava Henry. Quando a última linha de medicamentos disponíveis falha, explicou-me ele, já se sabe o fim da história. "É hora de pôr o estetoscópio de lado."

Vale a pena nos determos por um momento no valor do diagnóstico precoce e preciso, porque a vida de Henry poderia ter sido muito diferente. O teste molecular rápido ao qual ele não tinha acesso, conhecido como GeneXpert, é um milagre tecnológico fabricado pela Cepheid, uma subsidiária da Danaher. Utilizando tecnologia similar à dos testes de PCR para Covid-19 ou HIV, um cartucho do GeneXpert consegue identificar não apenas a presença da tuberculose como também se a infecção é resistente a determinados antibióticos. Um segundo cartucho testa a sensibilidade a um espectro mais amplo de antibióticos, de modo que, com esses dois testes, poucas horas após receber um paciente, os médicos conseguem verificar se o protocolo RIPE é capaz de curar a tuberculose.

É lógico que isso nunca teria representado uma panaceia para Henry, pois ele continuaria com muitas dificuldades para ter acesso à segunda e à terceira linha de antibióticos de que precisava. Entretanto, ao menos sua família *saberia* do que ele precisava.

O acesso a testes moleculares é extremamente limitado pelo custo. Como explica o dr. Muhammad Shoaib, da organização Médicos Sem Fronteiras: "Poucas pessoas têm acesso ao teste GeneXpert, e o preço alto é um fator preponderante." Um técnico de laboratório em Serra Leoa me disse: "As máquinas são ótimas. Quem dera a gente tivesse dinheiro para comprar os cartuchos."

A Cepheid utiliza um modelo de negócios similar ao da tinta de impressora ou das lâminas de barbear para gerar imensos lucros: a máquina de teste GeneXpert é comercializada a uma margem de lucro pequena, mas os cartuchos em si são caríssimos, assim como um aparelho de barbear costuma ser barato, mas as giletes são notoriamente caras. E, de fato, Rainer Blair, o CEO da Danaher, certa vez observou que o GeneXpert oferecia "um modelo de negócios de lâmina de barbear, vinculado a uma tecnologia essencial", como que se vangloriando de que os lucros da empresa são obtidos extorquindo os países mais pobres do mundo e os fornecedores que os servem.*

Um estudo encomendado pela Médicos Sem Fronteiras indicou que o custo de fabricação desses cartuchos era inferior a 5 dólares, mas, até 2023, o preço de um único cartucho GeneXpert era de 9,98 dólares; o cartucho para testar a tuberculose extensivamente resistente custava 14,90 dólares.**

Ignorando os custos da própria máquina, com manutenção e técnicos de laboratório para operá-la, o teste de um único paciente com esses dois cartuchos sai por 24,88 dólares — *mais da metade* do que Serra Leoa gasta por ano em saúde per capita. Assim, é lógico que recorressem a exames de tuberculose mais baratos, como a baciloscopia ou a radiografia pulmonar, ambos incapazes de determinar se o paciente apresentava suscetibilidade à primeira linha de antibióticos.

Combinar baciloscopia e o protocolo RIPE constitui, estritamente falando, a maneira mais barata de lidar com a tuberculose. Mais de 90% dos pacientes respondem bem aos medicamentos do RIPE, de modo que faz sentido diagnosticar a tuberculose da forma mais barata possível e submeter todos ao protocolo RIPE. Se a pessoa tiver a infelicidade de ter tuberculose resistente a medicamentos, o problema pode ser identificado por meio de testes moleculares caros ou cultura, após o protocolo RIPE fa-

---

* A Danaher reduziu o custo de seu cartucho padrão de teste de tuberculose em 2023 e prometeu produzir testes a preço de custo para países de média e baixa renda, com a comprovação do custo sendo fornecida por um auditor independente, mas em 2024 a empresa ainda não divulgara nenhuma auditoria que comprovasse essa promessa.

** Pode não parecer muito dinheiro, mas, segundo o Fundo Global, uma das principais entidades financiadoras de testes e tratamentos da tuberculose, quando a Danaher baixou os preços em apenas 2 dólares no fim de 2023, foi possível para eles adquirir milhões de testes a mais a cada ano.

lhar. Contudo, essa mentalidade de escassez jamais foi empregada nos Estados Unidos, onde testes GeneXpert para tuberculose são rotineiros e onde, setenta anos atrás, equipávamos furgões com aparelhos de raios X porque já na época se percebia que a baciloscopia não era tão exata. Como resultado, hoje há pouquíssimos casos de tuberculose nos Estados Unidos, e gastamos muito pouco com a prevenção ou o tratamento da doença. Análises baseadas na relação custo-benefício muitas vezes são apenas superficiais. Ao olharmos para o enorme preço a ser pago por comprimidos ineficazes, risco de proliferação da tuberculose resistente a medicamentos, hospitalização de crianças que deveriam estar na escola e tudo mais que envolve a *falta de acesso* dos pacientes a exames apropriados, concluímos que o teste GeneXpert deveria estar em clínicas do mundo inteiro onde a carga da doença é elevada. No entanto, a obsessão pelo custo-benefício, em geral, termina em "Será que existe um meio mais barato de diagnosticar a tuberculose?", em vez de uma consideração mais abrangente sobre os custos humanos.

Quando consideramos os custos no longo prazo de não usarmos todas as ferramentas à nossa disposição, o cálculo do valor muda. Dessa perspectiva, investir no diagnóstico e no tratamento da tuberculose parece ser uma das melhores apostas na saúde global. A partir de um estudo de 2024 encomendado pela OMS revelou-se que, para cada dólar gasto nos cuidados com a tuberculose, cerca de 39 dólares em benefícios eram gerados graças à diminuição da quantidade de futuros casos da doença (bem como dos gastos com ela) e ao fato de que mais pessoas conseguiam trabalhar por não ficarem cronicamente doentes nem cuidando de um ente querido nessa condição. Em um artigo de 2023 no *Journal of Benefit-Cost Analysis* (há periódicos para tudo!), estimou-se um retorno ainda maior, calculando que cada dólar "investido em tuberculose rende 46 dólares em benefícios". A conclusão do relatório é também de que, entre 2023 e 2050, poderiam ser evitados "quase 1 milhão de óbitos anuais em média. [...] As intervenções para combater a tuberculose representam um retorno excepcional do valor investido".

É lógico, entretanto, que a existência humana não se limita à produtividade econômica. Não existimos primordialmente para entrar no cálculo de análises de custo-benefício. Viemos ao mundo para amar e ser amados, para compreender e ser compreendidos. Combater a tuberculose é um investimento na saúde mundial extremamente útil, mas não é por isso que me importo com a doença.

Eu me importo com a doença por causa de Henry.

CAPÍTULO 16

HENRY

ISATU LEVAVA COMIDA EXTRA PARA HENRY SEMPRE que possível durante o rigoroso tratamento no Lakka. Quando ele perdeu tanto sangue com a hemorragia pulmonar que precisou de uma transfusão, Isatu fez uma vaquinha entre amigos, vizinhos e parentes para conseguir o dinheiro necessário e encontrar um doador. Ela segurou a mão de Henry durante o procedimento e o amparou conforme ele convulsionava sobre a maca, banhado em suor, o corpo subjugado pelo sangue de que tão desesperadamente necessitava.

Entretanto, como o dr. Girum Tefera já sabia, o coquetel de injetáveis simplesmente não era eficaz o bastante para curá-lo. Seu quadro estava piorando. Henry sentia-se capaz de monitorar a eficácia do próprio tratamento ao observar o inchaço dos nódulos linfáticos no pescoço e no ombro. Quando cresciam, às vezes aflorando e deixando feridas abertas, ele sabia que houvera uma piora; quando se estabilizavam e encolhiam por algum tempo, sabia que era um sinal de melhora. O dr. Girum comentou comigo que Henry tinha uma habilidade única de estimular o próprio otimismo, de dizer palavras de encorajamento a si mesmo. "Sua mentalidade é incrível", continuou o dr. Girum. "Ele vivia falando: 'Quero voltar para a escola.' Disse isso até no meio de uma crise. Mesmo com o fracasso desse regime de medicamentos, sabendo como era difícil, estava sempre fazendo planos de sobreviver e voltar à escola."

Contudo, o coquetel de injetáveis de fato *não estava* funcionando, e o dr. Girum sabia que tinha de encontrar uma solução diferente se esperava proporcionar a Henry alguma chance de cura. "Nossas opções haviam praticamente se esgotado, então começamos a conversar com colegas em outros países." Ele entrou em contato com médicos da Harvard Medical School, bem como de outros lugares na África subsaariana e na Ásia. Parte do desafio eram as comorbidades de Henry — ele tinha outros problemas de saúde que o tornavam inelegível para alguns medicamentos de tuberculose, o que significava que um coquetel experimental precisaria ser elaborado sob medida.

"Na época", explicou o dr. Girum, "o programa nacional de tuberculose de Serra Leoa procurava introduzir novos medicamentos, incluindo delamanida e bedaquilina." No entanto, tais medicamentos eram não só absurdamente caros (custavam mais de 1.000 dólares por um tratamento de dezoito meses) como também não podiam ser encontrados em Serra Leoa. Além disso, vinham acompanhados dos próprios efeitos colaterais, que poderiam representar um risco hepático ou renal para Henry, devido aos seus problemas de saúde preexistentes. A situação era caótica, exigindo do médico não só habilidade para formular uma cura como também uma capacidade operacional brilhante para encontrar um modo de disponibilizar os medicamentos certos no Lakka. Contudo, a ideia de desistir do rapaz — ou, aliás, de qualquer outro paciente seu — era impensável para o dr. Girum. "Quando se trata da tuberculose", afirmou, "precisamos continuar tentando."

Embora a família de Henry enfrentasse dificuldades para obter alguma renda e alimentação adequada, Isatu o visitava quase todos os dias, e seu pai também aparecia com frequência. Quando a mãe de Henry lhe trazia comida, seu filho a dividia com Thompson, um homem de 30 e poucos anos também internado na ala de tuberculose multirresistente. Ainda que tivesse feito amizade depressa com a equipe — "ele era como um filho para todo mundo", nas palavras do dr. Girum —, Henry passara a ficar isolado da maioria dos outros pacientes devido ao risco de espalhar sua cepa particularmente grave de tuberculose resistente a medicamentos. Entretanto, passava boa parte do tempo com Thompson, e os dois ficaram muito amigos. "Ele sempre procurava me animar", disse Henry. "Mesmo quando a gente ficava derrubado, com febre e náuseas, eu compartilhava minha comida com ele e ele compartilhava suas palavras de encorajamento comigo. 'Você consegue. Você vai ter uma boa vida, Henry.'"

Henry precisava desse estímulo. Ao mesmo tempo em que tentava se mostrar animado e incentivar todo mundo ao seu redor, lidava não só com o agravamento de sua tuberculose, mas também com a devastação emocional. "O quarto do hospital passou a ser todo o meu universo", escreveu. "Um sentimento de isolamento e desespero paira por aqui."

Embora sua família permanecesse extraordinariamente presente, muitos amigos sumiram. "Eu tinha milhões de amigos na escola. A gente passava o tempo todo junto. Brincava o tempo todo." Ele comentou sobre uma ocasião em que ralou o joelho e os colegas ficaram tão comovidos que começaram a chorar, porque o amavam muito. No Lakka, deitado de lado, relembrando essa época, sabia que seu fôlego não daria nem para atravessar o quarto. "Depois que descobriram que eu estava com tuberculose, alguns nunca mais falaram comigo."

Quando Henry percebeu que o tratamento com injetáveis fracassara, ficou desolado. "Nosso menino feliz", como o chamava uma enfermeira, passou a ficar amuado e irritado. "A luz que antes brilhava forte nos meus olhos começa a se apagar", escreveu. "Com o passar dos meses, o isolamento ficou cada vez mais profundo." Nada mais de improvisar raps e dançar pelos corredores com os óculos escuros de ponta-cabeça para fazer os outros pacientes rirem. Ele já sabia. Não estava apenas ficando para trás em relação aos demais pacientes; estava dando adeus ao mundo com 18 anos.

Na sala apertada onde o dr. Girum examinava os prontuários, havia poucos motivos para otimismo. O Lakka na época não podia contar com água corrente, e o hospital passava horas sem energia todos os dias. Se não havia sequer comida para alimentar os pacientes da maneira adequada, que dizer então da capacidade de formular novas combinações de medicamentos adaptadas de modo individual para os casos complexos de tuberculose resistente.

Na primavera de 2020, o declínio de Henry e Thompson se acentuou. Para Henry, Thompson era não só um amigo e mentor, mas também, como se referiu a ele certa vez, "um fantasma do meu futuro". Então, certa manhã, Thompson faleceu. Morreu ansiando por ar, experiência que alguém descreveu para mim como "respirar por um canudinho ou com um travesseiro na cara o tempo todo".

"Meu amigo se foi. E, depois que ele morreu, algo me dizia: 'Você é o próximo, Henry. Você é o próximo.'" Ele tinha certeza de que sua morte era iminente. Passou a chorar mais e a sair cada vez menos do quarto. Quando Isatu o visitava e lhe levava comida, ele recusava. Estava sem apetite — embora os médicos não soubessem dizer se isso se devia à depressão ou à tuberculose. Para Henry, as duas coisas eram inseparáveis. Assim como é provável que nunca tivesse desenvolvido a doença se não estivesse desnutrido devido às condições financeiras escassas de sua família, provavelmente nunca teria tido depressão se não tivesse visto seu melhor amigo morrer e então percebesse que com certeza seria o próximo.

À noite, pensava em sua mãe. Sentiria muita saudade dela, mas ela sentiria ainda mais a falta dele. O amor que sua mãe nutria por ele era profundo e à toda prova. Ela já perdera uma filha. Henry rezava a Deus por libertação, pela cura — não pensando em si, por mais desesperadamente que desejasse viver, mas sim em Isatu, para que não ficasse sozinha no mundo.

Com seu pai, a relação era mais complicada. Os momentos de intimidade eram esporádicos. Ele era propenso a acessos de raiva, e Henry muitas vezes sentia que ele abandonara a família — vivendo separado deles sem oferecer nenhuma ajuda financeira. O pai *de fato* visitava Henry com frequência no hospital, e nitidamente se importava com o filho, mas, ao seu ver, Henry nunca devia ter sido internado e sua tuberculose podia ser curada por meio da oração.

Henry tendia a confiar no dr. Girum, mas, especialmente após a morte de Thompson, começou a perder as esperanças. "Eu estava com tanto medo", disse. "Quando era eu e o Thompson, um encorajava o outro. Ele era meu único grande amigo. Vê-lo morrer despertou pensamentos diferentes em mim. Me fez pensar sobre a morte."

E esses pensamentos não seriam apaziguados com facilidade pelo dr. Girum nem pelas demais pessoas que cuidavam de Henry. Podiam lhe dizer coisas como "Vamos cuidar de você da melhor forma possível", ou "Aconteça o que acontecer, estaremos com você", ou até "Ainda há esperança". Contudo, ninguém podia afirmar "Você vai melhorar", tampouco "Você vai se curar".

CAPÍTULO 17

"DEIXE PARA ME DAR UMA SURRA MAIS TARDE"

DE TODO MODO, O DR. GIRUM CONTINUOU TRABAlhando para encontrar um novo regime de medicamentos que pudesse ajudar Henry. Ele consultou o programa de tuberculose do governo: e se *conseguíssemos* trazer os medicamentos certos para o país? Henry poderia ser o primeiro a recebê-los, e usaríamos seu caso para provar que, em Serra Leoa, é justo e certo que os pacientes tenham acesso ao mesmo tipo de tratamento personalizado e sob medida que as pessoas em geral esperam ter no mundo rico.

Enquanto o dr. Girum tentava mostrar que Henry precisava e merecia um tratamento individualizado para sobreviver, o pai de Henry ficava cada vez mais desanimado e revoltado com um sistema que mantinha seu filho em internação. Quando descobriu que o coquetel de injetáveis não estava funcionando, ficou furioso. Seu filho estava confinado a um hospital conhecido havia décadas como um lugar aonde as pessoas iam morrer, e a medicação que prometia curá-lo na verdade não alterara seu quadro em nada — ou talvez pior que isso, já que seu menino estava mais doente do que nunca.

O pai de Henry estava sentado do outro lado da mesa, diante do dr. Girum, cuja postura serena em nada contribuía para fazê-lo se acalmar. Ele se levantou no consultório pequeno e abafado, gritando com o médico estrangeiro que seu filho precisava voltar à escola, para casa, à vida. Os três tratamentos anteriores haviam fracassado. Ao seu ver, o coquetel de medicamentos deixara Henry na mão, assim como o sistema de saúde sempre deixara os doentes. Afinal, o rapaz permanecia acamado o dia inteiro, se levantando apenas para ir ao banheiro.

O dr. Girum ficou com medo — era novo no país e não falava krio fluentemente. Nem sequer entendia completamente *o que* o pai de Henry estava gritando, apenas percebeu que *estava* gritando. O médico tentou explicar que seu filho *não podia* voltar aos estudos — não estava bem o suficiente, para não mencionar que os outros alunos seriam expostos a uma cepa extremamente perigosa de tuberculose resistente a medicamentos. Tampouco podia ir para casa — isso só serviria para que ele morresse lá.

Então deixe-o morrer em casa, retrucou o pai. O homem estava transtornado, com raiva. Ele anunciou que voltaria no dia seguinte para buscar o filho, de modo que passasse seus últimos dias em casa, cercado pelas pessoas que o amavam, e não naquele hospital que só tinha falsas esperanças a oferecer. E, se o proibissem de pegar o menino, jurou dar uma surra no dr. Girum.

Nesse meio-tempo, Henry definhava em seu quarto. Ele sabia que o pai queria levá-lo para casa, mas o dr. Girum prometera que ainda havia esperança se ficasse no Lakka. Henry não sabia em quem ou no que acreditar. Sentia-se desamparado e aterrorizado. Não confiava em seu pai, mas tampouco tinha certeza se deveria confiar na equipe médica e de enfermagem. Afinal, não haviam conseguido salvar Thompson.

Henry queria ser alguém — contribuir para seu país, viajar pelo mundo e ver como outras pessoas viviam. Lembrava-se dos homens de negócios nas ruas de Freetown, de como calçavam sapatos novos. Sabia que pensar nisso era uma bobagem, ainda mais porque podia morrer em breve, mas nunca tivera sapatos novos. Seus pés sempre calçaram sapatos moldados pelo andar de outro alguém.

Quando escutava música, Henry imaginava as pessoas ao redor do mundo que faziam aquelas canções. Como seriam suas vidas em Londres, Los Angeles ou Lagos? Jamais saberia. Ele tentava se acalmar, se tranquilizar, mas então tossia sangue. Sentia as feridas em seu pescoço e ombro aumentando, a pele incapaz de conter a proliferação bacteriana. O sofrimento era agravado pela solidão. Estava debilitado demais para sair do quarto na maior parte do tempo, mas, de todo modo, não tinha permissão para isso. "A equipe médica", escreveu, "reconhecendo a gravidade do meu quadro, tomou a difícil decisão de limitar minhas interações com outros pacientes. Fiquei confinado em meu espaço, longe da camaradagem e das experiências compartilhadas que antes serviam como fonte de conforto."

Talvez fosse melhor ir para casa. No entanto, queria tão desesperadamente viver, e um tratamento tradicional como o exorcismo não lhe inspirava mais fé do que o tratamento médico. Tudo o decepcionara. Talvez Deus precisasse dele. Contudo, estava com medo de se encontrar com Deus. Talvez não tivesse sido um bom garoto, era o que pensava. Se lembrou da forma como as pessoas o tratavam quando descobriam que tinha tuberculose — como fechavam a cara e mantinham distância mesmo que estivesse usando máscara. Como sentiam pena ou o desprezavam.

Naquela noite, o dr. Girum não conseguia dormir. Estava a pouco mais de 3 mil quilômetros da esposa e do filho bebê, trabalhando tão longe de casa tanto por ser a melhor oportunidade disponível quanto por saber como Serra Leoa precisava, com toda a urgência, de cuidados médicos para a tuberculose. Em sua região natal, na Etiópia, a doença também era um enorme problema, e o país sofria com uma carência crônica de verba, mas em

Serra Leoa a situação era bem mais desesperadora. Muita gente nem sequer tinha acesso a exames diagnósticos, e, quando enfim chegavam ao Lakka, seus pulmões estavam destruídos. O dr. Girum sabia que, mesmo que pudesse obter um tratamento melhor para Henry, o menino ainda corria grande risco de morrer. Seus pulmões pareciam péssimos nas últimas radiografias.

Além disso, ficou assustado com as ameaças do pai de Henry. "Tentei não esquecer", o dr. Girum me contaria mais tarde, "que aquele homem só queria levar seu filho para casa. Ele não queria que o filho morresse sozinho. Compreendo isso. Também sou pai." Enfim, o dr. Girum pensou em um plano, e só então conseguiu pegar no sono.

Na manhã seguinte, o pai de Henry voltou ao hospital. Estava furioso porque os enfermeiros lhe diziam que não podia ver seu filho. Ele contornou a mesa do dr. Girum, pronto para agredi-lo, mas o médico disse com toda a calma do mundo: "Se levar seu filho agora, todo o trabalho que fizemos terá sido em vão. Sei que você é pai. Também sou pai. Mas sou o médico dele, e prometo que, se ele não melhorar com um novo regime de medicamentos, pode vir aqui e me dar uma surra. Só não hoje. Deixe para me dar uma surra mais tarde, se isso não funcionar."

O pai de Henry saiu do consultório de modo intempestivo para pegar seu filho, mas os enfermeiros o impediram — assim como Henry, no fim das contas. Ele já tinha 18 anos. Disse ao pai que permaneceria no Lakka, aguardando os novos medicamentos.

Na manhã seguinte, Isatu foi ao hospital e se desculpou. "Meu marido já não acredita mais", explicou. "Só quer estar com o filho dele. Mas eu acredito no senhor, dr. Girum. Minha fé, minha vida e meu filho estão em suas mãos."

O dr. Girum me disse depois: "Sim, eu sei, é só um paciente. Tem um monte de pacientes, e Henry é só um deles. Por que deveríamos mover mundos e fundos para salvar um único paciente? Porque é uma pessoa. Uma pessoa, entende? Aliás, e se ele for o primeiro de muitos?"

CAPÍTULO 18

SUPERBACTÉRIA

NAS RARAS VEZES EM QUE OUVIMOS FALAR DA tuberculose no mundo rico, em geral é no contexto de uma crise iminente: dizem que é questão de tempo para que uma cepa de tuberculose resistente a *todos* os antibióticos disponíveis evolua, uma superbactéria possivelmente ainda mais agressiva e letal do que as versões anteriores da doença. O alarmismo em torno das superbactérias pode servir a um propósito: uma estratégia para levar as sociedades ricas a se importarem com o problema. Pode ser que a tuberculose ainda não tenha chegado à sua porta, mas, quando isso acontecer, será tarde demais.

E, para deixar registrado: isso é bem possível. A *M. tuberculosis* já demonstrou capacidade de selecionar variantes que escapem aos antibióticos, e, como não fizemos um bom trabalho em criar uma ampla gama de tratamentos, uma cepa altamente infecciosa e totalmente resistente poderia surgir. É provável que ela não se espalhe pelo planeta em questão de semanas ou meses — não nos esqueçamos de que a tuberculose se divide (e adoece o organismo) muito devagar em comparação à maioria dos outros patógenos, e que afeta sobretudo indivíduos cujo sistema imunológico está comprometido por desnutrição, doenças concomitantes ou condições de vida precárias. Contudo, a tuberculose poderia voltar a ser uma crise global como foi setenta anos atrás.*

No entanto, tenho minhas dúvidas sobre a utilidade do argumento da superbactéria por dois motivos. Primeiro, não deveríamos precisar temer a nível pessoal a doença a fim de compreender e responder à crise. Para bilhões de pacientes, a era das superbactérias já chegou: a tuberculose é uma infecção poderosa contra a qual essas pessoas não dispõem de tratamentos, não porque as ferramentas não existam, e sim porque a humanidade fracassou em obter uma cura definitiva para ela.

Contudo, também, como vimos com a Covid-19, quando uma doença incurável se espalha depressa entre os ricos e poderosos, há um dramático aumento de investimentos em ferramentas para tratar e preveni-la. Dezoito meses após o início da pandemia, já havia excelentes vacinas e medicação antiviral efetivas para combater o coronavírus. A Covid-19 continua a constituir uma grave ameaça à saúde pública em 2025 e é uma importante causa de mortalidade e incapacitação, mas a situação é diferente de 2020 devido ao grande volume de verbas voltadas à pesquisa e à resposta à doença. Se a tuberculose se tornasse um problema no mundo rico, a atenção e os recursos seriam despejados sobre ele até deixar de ser um problema para os ricos, poderosos e saudáveis.

Isso nos traz de volta a um velho conhecido, o custo-benefício. Para compreender como a relação custo-benefício distorce o cenário de tratamento da tuberculose, vejamos a classe de antibióticos chamada de "rifampicinas" (o "R" do protocolo RIPE). O primeiro fármaco dessa classe foi sintetizado em um laboratório italiano por Maria Teresa Timbal, Pinhas Margalith e Piero

* E de fato a tuberculose vem crescendo — embora devagar — nos Estados Unidos, que em 2023 registrou quase 10 mil casos de infecção pela doença.

Sensi.* Como afirmou uma análise de 1969: "O principal atrativo da rifampicina [ou rifampina] é a toxicidade muito baixa e a facilidade de administração." De fato, parece um enorme atrativo! Entretanto, há um porém: "A principal desvantagem é seu custo. É um medicamento muito caro, e tudo indica que continuará assim. Em muitos países, o custo será proibitivo. Seria bem mais importante empregar os recursos disponíveis de forma mais eficiente, aprimorando o tratamento primário com os regimes mais baratos."

Há muito que analisar nessas três últimas frases. Comecemos por "é um medicamento muito caro". Por que isso acontece? Bem, na década de 1960, produzi-lo em grandes quantidades era um desafio. Contudo, com frequência nossas análises de custo partem do pressuposto incorreto de que "[tudo indica que] um medicamento muito caro... continuará assim". Hoje em dia, a rifampicina custa menos da metade do que custava quarenta anos atrás e é absolutamente essencial para curar a maioria dos casos de tuberculose.

Na época de sua introdução, a rifampicina foi testada com a dosagem diária de 600mg — não por acharem que fosse a mais efetiva, e sim por ser considerada a dose efetiva mínima em termos de custo. E até hoje *continuamos* a prescrever 600mg de rifampicina, ainda que os atuais custos de fabricação do medicamento sejam menores e pareça provável que doses maiores fossem mais efetivas. "Incorremos em uma subdosagem desse medicamento há cinquenta anos", disse-me a dra. Carole Mitnick, pois continuamos a basear nossa análise de custo em como ele era caro para ser sintetizado em 1969. Isso aumenta o risco de que os pacientes desenvolvam resistência à rifampicina e a outros medicamentos de sua classe, porque a bactéria tem mais tempo para desenvolver imunidade contra uma dose

* O laboratório batizava seus medicamentos com o nome de fenômenos da cultura pop, e o nome desse antibiótico é uma homenagem a um filme de gângster francês, *Du Rififi Chez les Hommes*, dirigido por Jules Dassin, um norte-americano que foi banido de Hollywood por sua filiação ao Partido Comunista.

desnecessariamente baixa, significando também que as pessoas permanecem doentes (e uma fonte de contágio) por mais tempo do que o necessário.

Isso tudo acontece devido ao que a dra. Mitnick descreve como uma "falha de imaginação". "Há uma mentalidade contínua de escassez em relação à tuberculose", explicou ela. Penso nisso no contexto do tratamento do câncer de meu irmão, Hank. Mesmo nos Estados Unidos, o tratamento oncológico continua a ser extremamente desigual e repleto das mais variadas práticas de preço abusivas, mas ninguém questionou o "custo-benefício" de tratar o linfoma de Hank, ainda que fosse cem vezes mais caro do que seria para curar a tuberculose de Henry. Meu irmão é meu amigo mais antigo e meu principal colaborador, e seu trabalho tem sido transformador para a vida de muitas pessoas. Eu jamais admitiria viver em um mundo em que pudessem lhe dizer: "Lamento, mas, embora seu câncer tenha uma taxa de remissão de 92% quando devidamente tratado, simplesmente não dispomos dos recursos adequados no seu caso para disponibilizar o tratamento." Esse seria um mundo obviamente injusto e inaceitável. Então como podemos viver em um mundo onde é isso que dizem a Henry e sua família? Como posso aceitar um mundo onde mais de um milhão de pessoas morrerão este ano por falta de uma cura que existe há quase um século?

CAPÍTULO 19

CÍRCULOS VICIOSOS

NO INÍCIO DA DÉCADA DE 1980, MÉDICOS E ATIVISTAS do hemisfério sul soaram o alarme sobre uma explosão de casos de tuberculose atipicamente rápidos e graves. Pacientes jovens estavam morrendo em questão de semanas, não de anos, e muitas vezes a doença se espalhava por seus pulmões a uma velocidade assustadora, matando-os sufocados. A tuberculose sempre foi uma assassina estranguladora lenta e sorrateira. Agora, os pacientes estavam morrendo horas após darem entrada no hospital.

Esses óbitos pareciam estar associados ao início da pandemia hoje conhecida como de HIV/aids. Em 1985, os médicos observaram taxas elevadas de tuberculose ativa entre pacientes soropositivos no Zaire e na Zâmbia. Como o HIV não tratado diminui a resistência do organismo a infecções, o contágio por tuberculose apresenta uma probabilidade muito maior de progredir para uma doença ativa à medida que o sistema imunológico fica debilitado, o que, por sua vez, permite à tuberculose matar depressa. Já em 1986, podíamos ler em Gnana Suderam et al.: "É possível que a aids reflita e agrave doenças endêmicas." Annik Rouillon escreveu: "Em 1986-1987, havíamos começado a notar que alguns pacientes, pacientes jovens, estavam morrendo." Ainda que muitos observassem essa relação, quase nada foi feito para expandir o acesso à medicação contra tuberculose ou HIV nos países de média e baixa renda. Em meados da década de 1990, coquetéis antirretrovirais fizeram do HIV uma enfermidade tratável e passível de sobrevivência nas sociedades ricas. Com o uso de tais medicações, os níveis virais, em geral, ficam tão baixos que passam a ser indetectáveis, desse modo impossibilitando a transmissão do vírus.

No entanto, nos países pobres as pessoas continuavam a morrer aos milhões todo ano. O tratamento da tuberculose, com frequência, também permanecia inacessível, sobretudo porque a tuberculose multirresistente era comum entre pacientes coinfectados com o HIV. Assim, essas epidemias entrelaçadas levaram a uma explosão das taxas de mortalidade, de tal forma que a expectativa média de vida declinou dramaticamente em muitos países pobres. No Lesoto, por exemplo, a expectativa média de vida caiu em cerca de uma década entre 1985 e 2002.

O argumento citado para justificar por que os pobres não tinham acesso ao tratamento do HIV — de que seria impossível assegurar que o paciente tomasse sua medicação na hora certa e, portanto, seria melhor focar na prevenção e no controle da doença — era o mesmo dado no caso da tuberculose. Em 2001, o chefe da USAID, órgão do governo norte-americano voltado à ajuda internacional, afirmou o seguinte sobre a acessibilidade do tratamento antirretroviral para os pobres: "Se hoje tivéssemos [medicamentos do HIV para a África], não poderíamos distribuí-los. Não poderíamos aplicar o programa, pois não dispomos de médicos, não dispomos de estradas [...]. [Os africanos] não conhecem relógios. Não usam os modos ocidentais de dizer a hora. Usam o sol. Esses medicamentos precisam ser ministrados durante uma determinada sequência de horários ao longo do dia, e, quando dizemos que devem ser tomados às dez horas, as pessoas respondem: 'O que você quer dizer com dez horas?'"

Como podemos ver, a história da desumanização do povo africano não se limitou aos séculos XIX e XX. O racismo continua a distorcer nossas políticas e práticas públicas. E, assim como em exemplos anteriores de racismo, o argumento se revelou completamente falso. Na verdade, em um estudo de 2007, mostrou-se que os africanos *tinham maior tendência* a aderir aos regimes de tratamento do HIV/aids do que os norte-americanos.

Foi apenas a partir de meados da primeira década deste século, mediante programas como PEPFAR e o Fundo Global, que milhões de pessoas convivendo com o HIV nos países pobres enfim tiveram acesso à terapia antirretroviral. Mais uma vez, a relação custo-benefício se mostrou um "alvo móvel", como afirmou Christian McMillen. Era proibitivamente caro tratar o HIV em comunidades pobres... até as companhias farmacêuticas serem pressionadas a baixar o preço em 95%, e assim o tratamento de repente passou a ser acessível.

Quanto às estradas e clínicas, constatou-se que o fortalecimento dos sistemas de saúde e transporte, como parte de um plano abrangente para oferecer tratamento melhor contra o HIV, era não só possível, como também um investimento extraordinariamente bom. Milhões de vidas foram salvas, e a mortalidade por tuberculose entre indivíduos com o HIV diminuiu em níveis drásticos nas décadas que se seguiram. Contudo, muita gente morreu a partir de meados da década de 1980, quando ativistas começaram a alertar que a combinação da aids com a tuberculose terminaria em catástrofe, até meados da década de 2000, quando o tratamento para o HIV enfim se tornou amplamente (embora não universalmente) disponível. Dezenas de milhões de pessoas morreram de tuberculose nesse período. Com efeito, entre 1985 e 2005, a mortalidade por tuberculose equivaleu às mortes na Primeira e na Segunda Guerras Mundiais somadas.

A tuberculose é com frequência e de muitas maneiras uma doença de círculos viciosos. Uma doença de pobres que agrava a pobreza. Uma doença que agrava outras doenças (do HIV ao diabetes). Uma doença de sistemas de saúde frágeis que fragiliza os sistemas de saúde. Uma doença da desnutrição que agrava a desnutrição. E uma doença de estigmatizados que agrava a estigmatização. Diante disso tudo, é fácil nos desesperarmos. A tuberculose não se limita a fluir pelo rio sinuoso da injustiça; ela alarga e aprofunda seu curso.

CAPÍTULO 20

ÚLTIMAS ESPERANÇAS

POR ALGUM TEMPO, HENRY FICOU SEM RECEBER tratamento algum, o que foi extremamente desanimador. Pelo menos, quando tomava as dolorosas e tóxicas injeções, estava *fazendo algo* em relação a sua tuberculose. No entanto, ele passou a ficar deitado em seu catre no Lakka, o ar quente, abafado e úmido oprimindo seu peito. Sua respiração ficava cada vez mais curta. Quando alguém está assustado, em geral é orientado a respirar fundo e devagar. Contudo, para Henry, isso era impossível.

A Partners In Health obteve a verba necessária para o tratamento de Henry. Ele seria o primeiro serra-leonês a receber esse tipo de coquetel altamente personalizado e formulado sob medida, e o dr. Girum sabia o quanto isso significava — não só para Henry, como também para o país como um todo. Se Henry sobrevivesse, seria uma prova viva de que até uma complexa tuberculose resistente podia ser curada em Serra Leoa. Caso contrário, sua história poderia ser usada pelas autoridades de saúde global como mais uma prova de que simplesmente não fazia sentido tratar pessoas como Henry em lugares como o Lakka. Alguns medicamentos pedidos pelo dr. Girum podiam ser encontrados na nação vizinha, a Libéria. Outros teriam que vir de lugares um pouco mais distantes — do Lesoto, talvez, onde a Partners In Health estabelecera um grande centro de tratamento para a tuberculose e o HIV.

Já fazia semanas que lhe pediam para aguardar, não fazer nada, e permanecer quieto e sozinho em um quarto isolado, pois estava doente demais para ter a companhia de outro paciente. Ele pensava na morte de Thompson. Achava que seria o próximo. Pensou em seus amigos de infância crescendo, na vida normal que levavam. E escrevia poemas. Sua poesia era estranha, impressionista, impactante, bela. Um deles, chamado "Machado Dourado", começa assim:

Machado Dourado uma batalha misteriosa
Um Machado que precisa ser encontrado
Guerreiros sem determinação
A gentileza esmaga seus dedos dos pés.
Eles bombeiam seguraram sua birita jogam dentro obedientes
Movendo-se no lugar do Ouro
O Leão torturou suas costas
Guerreiros caíram no buraco, sem achar onde se apoiar

Henry rezava; era um cristão devoto. Pensava em Isatu, em tentar viver por ela. Entretanto, é lógico que a sobrevivência não é acima de tudo um ato de vontade individual; é um ato de vontade coletiva. Henry só contraíra a tuberculose devido às escolhas conjuntas feitas pelos seres humanos de negar tratamento a pessoas de países pobres. Uma criança nascida em Serra Leoa tem cem vezes mais chance de morrer de tuberculose do que uma criança nascida nos Estados Unidos. Essa disparidade, escreve a dra. Joia Mukherjee, "não é causada pela genética, biologia ou cultura. As desigualdades na saúde são causadas por pobreza, racismo, falta de cuidados médicos e outras mazelas sociais".

A doença de Henry, na verdade, não se devia ao bacilo de Koch, e sim às forças históricas com que nos deparamos ao longo deste livro. Henry era a encarnação da *spes phthisica*; um rapaz sensível e poético. No entanto, não era tratado como um poeta iluminado e belo condenado à morte pelas mesmas forças prodigiosas que o agraciaram com suas faculdades criativas. Sua doença era um produto do empobrecimento de Serra Leoa ao longo dos séculos, de um sistema de saúde esvaziado pela colonização, pela guerra e pelo ebola, de um mundo que parou de se importar com a tuberculose assim que ela deixou de representar uma ameaça para os ricos.

Vivemos entre o que escolhemos e o que é escolhido por nós. Henry estava sob a influência de forças históricas, mas também era uma força histórica em si mesmo, como somos todos. Fez suas escolhas, e uma delas foi permanecer no Lakka, acreditar no dr. Girum e confiar em um sistema de saúde que fizera muito pouco para merecer sua confiança.

No dia em que Henry iniciou o novo tratamento, sentia-se, nas próprias palavras, "em um estado de confusão". Os medicamentos haviam chegado — alguns de carro, da Libéria, outros na bagagem de pessoas visitando Serra Leoa. O dr. Girum começou o protocolo de Henry de imediato. A essa altura, Henry passara mais de três anos de sua vida no Hospital Connaught ou no Lakka. Vira seu melhor amigo morrer. Não sabia se o novo regime de medicamentos funcionaria. Assim como o dr. Girum. E, ainda que funcionasse, os danos pulmonares de Henry eram graves. Muitos pacientes que recebem tratamento tarde demais morrem, como Shreya Tripathi, mesmo que o organismo responda bem aos antibióticos. Os pulmões de Henry exibiam extensa fibrose após todos os anos convivendo com a doença, um período em que as cicatrizes penetraram cada vez mais fundo em seus pulmões, e em que os antibióticos funcionaram bem o bastante apenas para facilitar sua respiração e diminuir sua escrofulose — mas só de modo temporário.

A questão não era se ele se sentiria melhor, e sim se ficaria melhor. Por isso, mesmo quando começou a se sentir melhor, não pôde relaxar.

Henry continuou a tomar seus remédios, rezando para os guerreiros no buraco encontrarem onde se apoiar.

CAPÍTULO 21

"COMO MÁGICA"

UMA SEMANA APÓS O INÍCIO DO NOVO REGIME DE medicação, o dr. Girum notou algum progresso, especialmente nas feridas abertas pelo rompimento dos linfonodos de Henry. "Foi como mágica", contou-me. Por mais de um mês, Henry exibira feridas abertas no pescoço e no ombro devido aos nódulos linfáticos tão inchados que rompiam a pele. No entanto, os gânglios começavam a desinchar e as feridas estavam cicatrizando. "Dava para perceber como secavam", disse o dr. Girum. "Pensei comigo: *Isso é um primeiro sinal.* Em uma semana, o menino passou a comer bem."

Henry temia voltar a se decepcionar. Nas duas primeiras semanas da medicação, teve certeza de que não estava funcionando e foi dominado por uma profunda solidão, sobretudo por não poder ver a mãe. "Eu tinha que ficar no quarto, em isolamento. Assim, não podia ver ninguém. Ficava desencorajado ao pensar que a doença era tão grave que não queriam que eu estivesse com mais ninguém." Contudo, depois de três semanas, Henry começou a se levantar e a andar pelo quarto. Também notou que as lesões no ombro e no pescoço começavam a melhorar. Sentiu-se mais forte, e seu apetite voltou. Em um mês, ganhou quase 5 quilos.

Após alguns meses de tratamento efetivo, nenhuma bactéria foi detectada em seu escarro pela primeira vez em anos. Embora a infecção continuasse presente em seus pulmões e nódulos linfáticos, o risco de contágio era bem menor, e assim Henry pôde voltar a receber visitas. Isatu retomou as visitas diárias. Seu pai foi ao Lakka um mês após o tratamento. "Ele ficou um pouco envergonhado" de suas ameaças, recordou o dr. Girum. Entretanto, o médico o tranquilizou. "Sei do impacto social de uma criança pernoitando no hospital por mais de um ano. Compreendo essa raiva, essa falta de confiança na medicina. Compreendo mesmo. Se fosse meu filho, talvez eu agisse do mesmo modo."

Conforme melhorava, Henry queria voltar para casa com sua mãe em Freetown. Seu pai estava morando em outro lugar nessa época, e Henry se desiludira com suas explosões de raiva e sua inconstância. No entanto, sentia uma falta terrível de estar em casa com a mãe "que fica mais próxima quando todos fugiram". Também queria voltar aos estudos. Já estava com 18 anos e não ia à escola desde o primeiro ano do ensino médio. Não tinha certeza se *conseguiria* voltar — sabia que ficara muito para trás. Não manteve contato com nenhum dos antigos colegas, mas sabia que já estariam todos na universidade ou trabalhando. Que escola aceitaria como calouro um menino de 18 anos?

Após mais de um ano no Lakka, e um total de três anos hospitalizado, Henry voltou para casa. O tratamento não terminara — ainda haveria pela frente doze excruciantes meses tomando uma dúzia de comprimidos por dia, toda manhã, em geral sem comida suficiente para ajudar os antibióticos a pararem no estômago. Contudo, estava em casa e, o mais importante, com Isatu, a mãe que permaneceu ao seu lado. "Foi o momento mais feliz da minha vida", contou-me Isatu em 2023.

No Hospital Público de Lakka não há uma área de recreação, nem, na verdade, muita coisa para o paciente fazer além de ficar deitado, andar pelo terreno poeirento ou se sentar nos compridos bancos de madeira à sombra da enorme mangueira. No Lakka, é possível escutar o mundo — os fundos do hospital dão para uma rua movimentada e uma fileira de barracas de mercado —, mas não pertencer a ele. Henry queria desesperadamente regressar a esse mundo, mas ao mesmo tempo estava com medo.

Isatu e Henry ficaram terrivelmente empobrecidos após a experiência com a tuberculose. Isatu perdeu seu negócio vendendo produtos no mercado local durante esse período, assim como a casa de blocos de cimento com dois cômodos onde haviam morado. Passaram a viver em um lugar menor, com um telhado metálico enferrujado e cheio de goteiras — em uma cidade como Freetown, onde chove mais de cem dias por ano. Não importava onde Isatu e Henry pusessem os colchões, a água sempre os encontrava, e era comum passarem as longas noites da estação chuvosa tremendo, encharcados. A casinha era escura — não havia ligação com a rede elétrica — e ficava numa área da cidade considerada por muitos uma favela. Alguns dias não havia o suficiente para comer. Era uma vida, disse-me Henry, de muitas dificuldades. "São tantas limitações", afirmou.

Henry havia se tornado um jovem forte, de maxilar definido e constituição musculosa. Não dava para imaginar que eu pudesse ter pensado algum dia que ele tinha a mesma idade do meu filho, agora com 13 anos. Entretanto, Isatu ainda conseguia tranquilizá-lo com o mais leve toque. "Limitações", concordou, para então acrescentar, "Mas eu vejo você com vida outra vez. Olho pra você e você continua vivo. Meu filho, Henry, está vivo."

CAPÍTULO 22

CICLOS VIRTUOSOS

O MERO DESESPERO NUNCA DÁ CONTA DE EXPLICAR a totalidade da experiência humana, por mais que insistamos em tentar. A desesperança tem o dom insidioso de servir de justificativa para tudo: o motivo para isso ou aquilo ser uma droga é que o mundo é uma droga, o motivo de nos sentirmos infelizes é que a infelicidade constitui a única reação possível ao mundo em que vivemos, e assim por diante. Tenho uma tendência ao desespero, portanto sei como seu apelo é poderoso; mas acontece que ele simplesmente não é real. Eis a verdade tal como a vejo: círculos viciosos são comuns. A injustiça e a desigualdade permeiam todos os aspectos da vida humana. Contudo, círculos virtuosos também são possíveis. De fato, é graças a um deles que Henry está vivo e que outros viverão por causa de Henry.

Um círculo virtuoso começou no início da década de 1990, quando o Peru se tornou um dos primeiros países na América do Sul a implementar um programa DOTS abrangente alinhado às diretrizes da OMS. Como Tracy Kidder conta em *Mountains Beyond Mountains* [As montanhas além das montanhas], o programa peruano contra a tuberculose surgiu "em grande parte devido aos protestos de seus moradores [...] de suas freiras e seus padres". O governo concordou em financiar o DOTS. Entretanto, as diretrizes da OMS na época não recomendavam nenhum tratamento para pacientes de tuberculose resistente. Se a primeira linha de antibióticos RIPE falhasse, recebiam a mesma medicação outra vez. Quando isso inevitavelmente não funcionava, o padrão de cuidados era chamado "terapia de apoio". Não entendi a expressão, por isso, numa das primeiras ocasiões em que nos encontramos, perguntei à dra. Carole Mitnick o que isso queria dizer. "Basicamente, deixar o doente aguardando a morte em uma cabana à beira da estrada", explicou ela.

Em países de baixa e média rendas, não havia disponibilidade de antibióticos de segunda ou terceira linhas pelo sistema de saúde pública, assim os pacientes de tuberculose resistente eram na prática abandonados para morrer. (Não só isso, lógico. Também espalhavam a tuberculose resistente enquanto não morriam). Segundo declarou a OMS: "O tratamento da tuberculose multirresistente é caro demais nos países pobres."

Nessa época, tratar um único paciente com um protocolo de medicamentos por dois anos custava entre 15 mil e 20 mil dólares. Da perspectiva do custo-benefício, não parecia fazer sentido tratar os doentes, não apenas por ser dinheiro demais para salvar a vida de uma pessoa como também devido ao que a OMS chamou de "limitada perspectiva de cura nesses casos". Curar a tuberculose multirresistente era desafiador até nos melhores hospitais. Em países pobres como o Peru, era quase impossível. Então, por que se dar ao trabalho?

Contudo, essa estratégia estava fracassando em várias frentes. Como observou o lendário dr. Paul Farmer, todo mundo frisava os custos de tratar a tuberculose resistente a medicamentos, mas "o que realmente ficava caro era o fracasso em diagnosticar e tratar a tuberculose multirresistente". Todo caso não curado de TB-MDR era uma oportunidade para a doença se proliferar ainda mais e desenvolver maior resistência, para causar ainda mais sofrimento. E a falta de investimento do poder público no tratamento da tuberculose multirresistente não impedia as pessoas de procurá-lo por conta própria. Famílias desesperadas muitas vezes hipotecavam a casa ou vendiam suas posses para comprar uma segunda linha de antibióticos com médicos particulares, mas depois essas famílias não tinham dinheiro suficiente para seguir com o tratamento até os remédios efetuarem a cura, levando a mais resistência a medicamentos, mais sofrimento e mais mortes.

No fim da década de 1990, a Partners In Health (conhecida no Peru como Socios en Salud) começou a tratar pacientes de tuberculose multirresistente em um bairro pobre de Lima onde a doença se tornara endêmica. O dr. Jim Kim, cofundador da PIH, liderava o projeto, observando, porém, que na verdade ele era conduzido por um grupo diverso de colegas, incluindo pesquisadores como a dra. Carole Mitnick, epidemiologistas como a dra. Meche Becerra, enfermeiros e agentes de saúde comunitários. Eles preparavam regimes de tratamento personalizado para cada paciente e ofereciam um apoio abrangente, dando dinheiro diretamente aos pacientes para que pudessem comer de modo adequado e se recuperar. O projeto também incluía visitas regulares de agentes de saúde que moravam nas comunidades afetadas e faziam uma ponte entre o sistema de saúde e os bairros por tanto tempo negligenciados.

A ideia podia ser simples. "Devemos tratar as pessoas se dispomos da tecnologia", afirmou o dr. Farmer. No entanto, não era barata nem livre de complicações — a Partners In Health gastava mais de 20 mil dólares por caso, e tinha profunda consciência dos dilemas envolvidos. Como disse o dr. Jim Kim a um grupo de especialistas em tuberculose: "Na verdade, tivemos que tomar a decisão de não enviar alimento a outras 4 mil crianças no Haiti [...] e se algum de vocês já esteve no Haiti, sabe que dificilmente existe algo moralmente mais urgente do que a situação dos sem-terra no planalto central." Contudo, Jim Kim e os outros apostavam que, se pudessem provar que a tuberculose multirresistente era de fato curável nos países pobres, a comunidade de saúde mundial e os governos começariam a investir mais no tratamento da doença. Acreditavam que poderiam desencadear um círculo virtuoso.

Em abril de 1998, a Partners In Health anunciou seus resultados extraordinários: mais de 85% dos pacientes peruanos de tuberculose multirresistente foram curados com o apoio abrangente. Um especialista considerou isso "espantoso". As taxas de cura eram comparáveis, ou até superiores, às dos hospitais mais bem financiados do mundo. O fato chamou a atenção da comunidade de saúde global, e em dois anos a OMS passou a recomendar a estratégia "DOTS-plus", que incorporava parte do acesso ao tratamento para pacientes de TB-MDR.

Ainda havia o velho inimigo da "relação custo-benefício", lógico. Contudo, como observa Kidder: "Especialistas no controle da doença haviam declarado que o tratamento da tuberculose multirresistente era excessivamente caro, mas ninguém tentara reduzir a despesa principal, que eram os medicamentos de alto custo." Descobriu-se que as patentes da maioria desses medicamentos haviam expirado, mas ninguém tentara criar versões genéricas baratas delas porque "não havia mercado". Porém, é óbvio que *havia* — muita gente convivendo com a TB-MDR buscava desesperadamente se tratar. O problema era apenas que o "mercado" não era dos mais lucrativos. Em pouco tempo, a Partners In Health e outras organizações começaram a promover a fabricação de versões genéricas desses antibióticos. Sobreviventes da tuberculose e grupos da sociedade civil também pressionaram as farmacêuticas, e o custo de um tratamento de dois anos logo caiu de 15 mil para 1.500 dólares.

Devido em parte a essa queda de preço e às mudanças de diretrizes em relação à tuberculose resistente a medicamentos, mais pacientes começaram a sobreviver e passaram a defender outros avanços. Em uma conferência sobre a doença pouco tempo atrás, conheci uma sul-africana chamada Phumeza Tisile, que foi diagnosticada com tuberculose em 2010, quando estava no primeiro ano da faculdade. Phumeza nasceu em Cabo Oriental, mas se mudou para a Cidade do Cabo ainda pequena, porque sua mãe arrumou trabalho como empregada doméstica na cidade. Na infância, Phumeza praticara atletismo — sua especialidade eram os 800 metros rasos — e fora uma aluna tão boa que ganhou uma bolsa integral para a universidade. Entretanto, assim que começou o primeiro ano algo parecia errado. Ela perdeu peso e sentia falta de ar com frequência. Parou de correr e pouco depois começou a achar difícil até subir escadas. "Então fui a uma clínica e tossi em um recipiente", explicou-me.

O técnico do laboratório examinou seu escarro à procura de bactérias da tuberculose, mas, como vimos, a baciloscopia falha na detecção em cerca da metade dos casos e, de fato, o resultado de seu exame para tuberculose deu negativo. Contudo, ela continuou a piorar. Alguns meses depois, precisou abandonar os estudos. Perdeu peso de forma abrupta. Dois meses após o começo das aulas na universidade, pesava pouco mais de 30 quilos. "Tinha sérias dificuldades para respirar e andar", contou-me. Por fim, após uma radiografia, ficou evidente que a tuberculose tomara ambos os seus pulmões. Ela começou um tratamento de imediato, mas não respondeu aos antibióticos, e logo foi hospitalizada.

Como Henry, Phumeza passou por meses de um tratamento que não funcionou, seguido de meses de uma segunda linha de antibióticos que tampouco surtiu algum efeito. Após ser diagnosticada com tuberculose resistente a medicamentos, ela me disse: "Eu estava pesquisando na internet e fiquei muito assustada com o que encontrei, porque na busca de imagens do Google um monte de gente já parecia morta. As costelas das pessoas ficavam expostas, e eu pensei que isso iria acontecer comigo também. Achei que provavelmente iria morrer." Como Henry, Phumeza perdeu a audição devido aos injetáveis, mas, no seu caso, a perda foi total, e por cinco anos ela continuou completamente surda, até enfim receber um implante coclear de 40 mil dólares.

No fim, permaneceu em tratamento da tuberculose por três anos e oito meses — período em que tomou algo entre 20 mil e 30 mil comprimidos. O tratamento lhe custou anos de vida, bem como sua audição, mas enfim estava curada.

É aqui que começamos a ver os círculos virtuosos em ação. Atualmente, Phumeza Tisile é uma socióloga formada e uma voz de destaque no combate à tuberculose. Junto de sua amiga e também sobrevivente da doença, Nandita Venkatesan, Tisile entrou com uma ação judicial em um tribunal indiano contestando a patente e pleiteando que o governo rejeitasse os planos da companhia farmacêutica Johnson & Johnson de estender sua patente da bedaquilina.

Como vimos, a bedaquilina é um medicamento potente no combate à tuberculose multirresistente, mas, desde que foi lançada, em 2013, permaneceu inacessível para a maioria dos pacientes da doença, porque a J&J cobrava 900 dólares por um único ciclo de tratamento nos países pobres e 3 mil dólares em países de renda média como a África do Sul. Assim, a maioria dos jovens com tuberculose resistente como Phumeza jamais conseguiria receber um tratamento apropriado — não por estar indisponível, e sim por não ter uma relação custo-benefício viável.

A patente da J&J estava prevista para expirar em 2023, mas a empresa tentou registrar e aplicar patentes secundárias de modo a estender a vitalidade de sua propriedade intelectual. O "*evergreening*" de patentes é uma estratégia comum na indústria farmacêutica para impedir a competição dos genéricos e proteger seus preços e lucros. No caso da J&J, foi alegado que, embora a patente do composto original da bedaquilina estivesse prestes a expirar, um composto adjuvante que aumentava a eficácia do medicamento fora patenteado bem mais tarde, e que essa patente deveria se aplicar a toda a bedaquilina.

No entanto, Tisile, Venkatesan e seus advogados argumentaram com sucesso na justiça indiana que as patentes secundárias da J&J não envolviam inovações significativas e não passavam de uma tentativa de obter lucros abusivos. Como resultado, o governo indiano decidiu não reconhecer as patentes secundárias da J&J, e a bedaquilina passou a estar disponível para a produção de genéricos em meados de 2023.

Embora o veredicto significasse que a bedaquilina ficaria menos cara na Índia, a J&J conseguira registrar patentes secundárias na maioria dos países de média e baixa renda, significando que na maior parte do mundo a bedaquilina continuaria inacessível. Após as negociações com organizações mundiais de saúde, bem como os intensos protestos de ativistas contra a tuberculose, a J&J recuou, permitindo a produção genérica da bedaquilina na maioria dos países e posteriormente abandonando por completo as tentativas de aplicação de patentes secundárias sobre o medicamento. Como consequência direta, o preço da bedaquilina caiu mais de 60% praticamente do dia para a noite.

Assim, o trabalho dos profissionais de saúde, sobreviventes e ativistas no Peru na década de 1990 ajudou Phumeza Tisile a sobreviver à tuberculose, ao passo que seu trabalho, por sua vez, derrubou o preço da bedaquilina, ajudando muitas outras vítimas da doença a sobreviver também. Esse círculo virtuoso expandiu dramaticamente o acesso ao tratamento graças aos custos mais baixos: o tratamento da tuberculose multirresistente era considerado caro demais nos anos 1990, custando cerca de 15 mil dólares por paciente. Organizações como a Partners In Health conseguiram reduzir esse valor para 1.500 dólares no fim da década. Graças aos esforços para baratear a bedaquilina, o preço caiu ainda mais. Em 2023, nos estudos realizados para erradicar a tuberculose — financiados por Unitaid, Médicos sem Fronteiras e Partners In Health —, constatou-se que cerca de 90% dos casos de tuberculose multirresistente podem ser curados a cerca de 300 dólares por tratamento, uma redução de 98% em relação à década de 1990. Como vimos, a relação custo-benefício no tratamento da tuberculose é um alvo móvel.

Ainda há um longo caminho a percorrer se quisermos que o tratamento da tuberculose seja farto, acessível e universalmente disponível. Contudo, é apenas porque a PIH e outras organizações provaram que a tuberculose multirresistente podia ser curada em países pobres e apenas porque sobreviventes da TB-MDR como Venkatesan e Tisile continuaram a combater o *evergreening* de patentes que hoje vemos algum progresso.

Ainda assim, vários medicamentos eficazes para tratar cepas multirresistentes da tuberculose continuam caríssimos, e não por serem feitos de ouro ou platina, muito menos porque precisemos viajar à Lua para encontrá-los. São caros porque: (1) os preços são mantidos artificialmente elevados pelas companhias farmacêuticas; e (2) há um temor de que diminuir a raridade desses medicamentos possa agravar ainda mais a resistência da bactéria a antibióticos. Entretanto, como me disse certa vez a dra. Carole Mitnick: "É um problema criado por humanos que precisa de uma solução humana. Se os medicamentos fossem um bem público, a seriedade da doença determinaria as prioridades da indústria e o tratamento da tuberculose seria variado e abundante." Devemos lutar não só por uma reforma no sistema como também por sistemas melhores que encarem a saúde não como um mercado, acima de tudo, e sim, sobretudo, como uma prioridade da espécie toda.

É lógico que não encontramos esses círculos virtuosos apenas no mundo da tuberculose. Sobreviver à doença não significa apenas a oportunidade de apoiar outros pacientes. Significa na mesma medida uma oportunidade para apoiar a própria família, buscar oportunidades educacionais, viver.

O que nos traz de volta a Henry. Apesar de sua preocupação de ter passado da idade escolar, com o apoio da Partners In Health ele encontrou vaga em uma escola secundária, onde se mostrou um aluno brilhante. Fazia amigos com facilidade e gostava de estudar. Não só conseguiu alcançar os colegas como também foi admitido na Universidade de Serra Leoa, uma das instituições de ensino superior mais prestigiosas do país, e agora está cursando o segundo ano de recursos humanos e gestão. "Nada é mais importante que o estudo", disse-me certa vez. "Não só pra mim, sabe, mas também para a nação."

Henry continuou a viver em circunstâncias difíceis em Freetown até mais pessoas começarem a ouvir sua história. Uma campanha no GoFundMe criada para ajudar Isatu a reconstruir seu negócio ultrapassou rapidamente sua meta inicial de 11 mil dólares e arrecadou mais de 60 mil para ela e seu filho. Com isso, eles puderam comprar uma casa modesta em Freetown. Isatu está feliz por tê-lo em casa, feliz por ter a oportunidade de voltar a trabalhar, usando o capital obtido com o GoFundMe para comprar produtos a granel que pode revender a uma pequena margem de lucro no mercado local, gerando desse modo receita suficiente para as despesas do dia a dia e a próxima compra de produtos.

Fiquei extremamente comovido de ver todas aquelas doações chegando para um jovem tantas vezes negligenciado e ignorado pela sociedade. Para mim, era um lembrete de que, quando tomamos conhecimento do sofrimento, quando estamos perto dele, somos capazes de uma generosidade extraordinária. Podemos fazer e ser tanto para os outros, mas apenas se enxergarmos uns aos outros em nossa plena humanidade, não como estatísticas ou problemas, e sim como pessoas que merecem existir neste mundo.

Além de voltar aos estudos, Henry começou a fazer vídeos no YouTube. Sou YouTuber desde 2007 e enviei-lhe algum equipamento para que pudesse começar seu canal, pois senti que seria importante as pessoas ouvirem diretamente de um serra-leonês sobre os desafios, as oportunidades e as alegrias de viver no país. Ele transformou seu celular numa espécie de janela para sua vida em Freetown. Certos dias, faz vídeos entrevistando comerciantes pelas ruas de Serra Leoa — o atendente de uma gráfica rápida, um vendedor de capinhas de celular, um pipoqueiro. Em outras ocasiões, vídeos em que aparece dançando com amigos. Ele também cuida do canal de Isatu, em que ela fala de receitas serra-leonesas tradicionais e explica como administra seu negócio.

Seus vídeos mostram as "limitações" de sua comunidade — pessoas de ferramenta na mão quebrando pedras ou paletes de madeira por 1 ou 2 dólares diários, os desafios de ter uma barraca no mercado em uma economia altamente inflacionada e assim por diante. E também faz vídeos sobre a alegria e o sentimento de conexão em sua comunidade — indo à igreja, contando histórias de estudantes que superaram a adversidade, além de seus lindos poemas que abraçam a esperança sem jamais serem melosos ou sentimentais. E Henry usa sua plataforma para arrecadar fundos. Ele já fez campanhas de arrecadação para soluções de acesso à água potável em Freetown e para a cirurgia que salvou a vida de um menino.

Nos anos seguintes à sua recuperação, Henry também se tornou um ativista da tuberculose com foco especial em angariar fundos e atenção para o Lakka. Com frequência faz vídeos lá e convida a um apoio global mais profundo ao hospital. "O Hospital de Lakka está se desenvolvendo aos poucos", observou em um vídeo recente enquanto visitava o hospital, mostrando os prédios de blocos cinza e os pátios com mato alto. Estava por lá no dia que alguns pacientes recebiam alta após tratamentos bem-sucedidos, uma ocasião alegre. Mas também sabia que, em uma área ali perto, novas covas continuam sendo abertas.

Henry procura combater o estigma da tuberculose ao se identificar abertamente como um sobrevivente e educar o público sobre a doença, além de falar especialmente sobre o Lakka, que continua tendo a reputação de ser "um lugar aonde as pessoas vão para morrer". Em um vídeo, ele diz: "Sabem, pessoal, fui paciente de tuberculose lá. Recebi alta, e estou saudável e forte. [...] Se você estiver com a doença, é possível superá-la. Esse lugar não é ruim". Ele encoraja outros sobreviventes a "se mostrar à sociedade e declarar que a tuberculose pode ser curada".

Como somos afortunados por contar com Henry entre nós. Sua vida e seu trabalho hoje em dia, como estudante e ativista, representam o que pode acontecer quando alguém sobrevive a uma enfermidade grave. Ele ama e é amado por sua família e seus amigos. Aprende e ensina. Seja por mensagens escritas, seja falando ao celular, Henry e eu conversamos algumas vezes toda semana, de vez em quando para preparar estratégias sobre o YouTube, mas também para bater papo sobre a vida. É comum nessas ligações Isatu aparecer ao fundo, mexendo com ele e rindo. Ela fala, e Henry traduz: "Minha mãe falou que continua a rezar por você, Sarah, Alice e Henry." Henry também se tornou um mentor e um amigo do meu filho, Henry. Os dois se tratam por "xará".

CAPÍTULO 23

A CAUSA E A CURA

PODEMOS COMPREENDER A HISTÓRIA DA TUBERCULOSE como uma narrativa de paradigmas concorrentes: atualmente, nós a enxergamos sobretudo pela ótica biomédica: como uma infecção causada por uma bactéria e curada com medicamentos criados para matá-la ou inibi-la. Outros encaram a tuberculose sob um paradigma religioso: uma doença causada por espíritos ou possessão demoníaca e curada por rituais religiosos ou infusões sagradas. Em algumas comunidades, a doença continua sendo vista, como foi por muito tempo na Europa, sob um paradigma hereditário, em que certas famílias ou tipos de personalidade são especialmente vulneráveis à doença. Outros ainda interpretam a tuberculose por um prisma sociológico, como uma doença causada pela pobreza e marginalização.

O paradigma biomédico se tornou tão dominante na minha imaginação que é fácil esquecer como a medicina por si só pode ser inadequada. Sim, a doença é um colapso, uma falha ou uma invasão do corpo, tratada pelos profissionais da área com medicamentos, cirurgias e outras intervenções. Entretanto, também é um colapso e uma falha de nossa ordem social, uma invasão da injustiça. Os "determinantes sociais da saúde" — insegurança alimentar, marginalização sistêmica com base na raça e outras identidades, acesso desigual à educação, suprimento inadequado de água potável e assim por diante — não podem ser encarados como separados do "sistema de saúde", pois são aspectos essenciais dele. Quando alguém que vive no Haiti contrai cólera, a enfermidade resultante seria *de fato* causada pela bactéria chamada *Vibrio cholerae* ou pela água contaminada, pela pobreza e pela reintrodução da cólera no país por trabalhadores humanitários após o terremoto de 2010? Não podemos analisar a "saúde" sem os componentes dos "determinantes sociais da saúde", caso contrário acabaremos em situações comuns com a tuberculose, em que as pessoas, só para citar um exemplo, não conseguem tomar os medicamentos por estarem de estômago vazio.

Costumo pensar nesses sistemas interdependentes no contexto da minha saúde. Não faz muito tempo, eu estava andando no quintal, observando o céu noturno, quando pisei em um prego que furou a sola do meu sapato e penetrou alguns centímetros em meu pé. Na manhã seguinte, dirigindo por uma boa estrada, fui a uma clínica que fica a poucos minutos da minha casa, onde recebi uma dose de reforço da vacina antitetânica por garantia contra uma chance mínima de que o incidente pudesse resultar em tétano. Contudo, para que essa simples intervenção médica ocorresse, muitos sistemas tiveram que operar em meu favor. Eu precisava de acesso ao sistema de saúde, é óbvio — no meu caso, conto com um plano de saúde que cobre cuidados preventivos básicos como esse. Precisava viver em uma sociedade onde o fornecimento de energia é contínuo, de modo que a vacina antitetânica possa ser mantida em refrigeração para não perder sua eficácia. Precisava de um sistema capaz de transportar de modo eficiente e confiável não só a própria vacina como também as luvas usadas pela enfermeira que aplicou a inoculação. Precisava viver em uma sociedade com um sistema de ensino forte o bastante para treinar médicos e enfermeiros. Em última análise, precisava não apenas de uma vacina antitetânica como também de toda uma série de sistemas sólidos funcionando em perfeita harmonia — um fenômeno que não deveria ser um luxo em nosso mundo de abundância, no entanto, de alguma forma, ainda é.

Certa vez, perguntei a um especialista em tuberculose, o dr. KJ Seung: do 1,3 milhão de óbitos que a doença trará este ano, quantas pessoas sobreviveriam se tivessem acesso a um sistema de saúde como o meu? Afinal, embora hoje em dia a tuberculose seja em grande parte curável, continua difícil de tratar, sobretudo nos casos de tuberculose extensivamente resistente. E indivíduos de países ricos continuam a morrer de tuberculose, ainda que seja raro — nos Estados Unidos, cerca de quinhentas pessoas morrerão de tuberculose este ano. No Japão, mais de mil.

"Quantas morreriam se todo mundo tivesse acesso a um bom sistema de saúde?", indagou ele, parecendo confuso com minha pergunta.

"Isso", falei.

"Nenhuma. Zero. Ninguém deveria morrer de tuberculose."

Acabar totalmente com a tuberculose é algo difícil de conceber. A enfermidade possui muitos reservatórios animais, e, como um quarto da população mundial carrega o vírus, sua erradicação é um sonho distante. No entanto, poderíamos viver em um mundo onde ninguém morresse de tuberculose. Essa escolha exigiria sacrifícios, como acontece com a maioria das escolhas. Precisaríamos de uma reforma dos sistemas de saúde para incluir tanto pobres como ricos, oferecendo o que a teologia católica da libertação chama de "opção preferencial pelos pobres". Além disso, precisaríamos igualmente melhorar os determinantes sociais da saúde: acesso a moradia segura, alimentação adequada, transporte público confiável e outras coisas. Contudo, isso pode ser feito — e na verdade *já* foi feito, por esse motivo a mortalidade por tuberculose é rara na maior parte do mundo rico, embora não seja tão rara quanto deveria se todo mundo nesses países também tivesse acesso a uma boa assistência médica.

É por isso que eu diria que a tuberculose no século XXI não é *de fato* causada por uma bactéria que sabemos como erradicar. Na verdade, ela é causada por esses determinantes sociais da saúde, que são essencialmente sistemas criados por humanos para extrair e alocar recursos. A verdadeira causa da tuberculose atualmente, na falta de um culpado melhor, somos nós.

Isso não é bom, mas também tem um lado positivo. Em 1804, não havia nada que James Watt pudesse fazer para salvar seu filho Gregory. Em 1930, não havia nada que meu tio-avô pudesse fazer para salvar seu filho Stokes. Entretanto, graças ao acúmulo e à disseminação do conhecimento sobre a doença e suas formas de tratamento, já não vivemos nesse mundo. Desse modo, ingressamos numa estranha era da história: uma enfermidade passível de cura e prevenção continua a ser a mais mortal. É nesse mundo que optamos por viver atualmente.

Contudo, podemos optar por um mundo diferente. Na verdade, *optaremos* por um mundo diferente: daqui a uma geração, o mundo será outro. A questão é se olharemos para trás com um sentimento de gratidão pelos círculos virtuosos ou com uma sensação de horror diante dos círculos viciosos.

Ativistas e pesquisadores da tuberculose desenvolveram um plano abrangente — e, sim, é lógico que ele possui um acrônimo: STP (Search, Treat, Prevent, ou "procurar, tratar, prevenir"). A iniciativa STP pretende contratar profissionais de saúde para ir de domicílio em domicílio no mundo todo à procura de casos, fornecendo um diagnóstico antes que a doença se agrave ou cause incapacitação a ponto de exigir hospitalização. Em seguida ofereceria à maioria desses pacientes um tratamento de quatro meses com antibióticos e, para os diagnosticados com tuberculose multirresistente, um de seis meses. Por fim, o programa buscaria prevenir novos surtos da infecção ao oferecer um mês de terapia preventiva para todos os indivíduos que vivem no mesmo domicílio que alguém diagnosticado com a doença, pois essa terapia ajuda a quebrar a cadeia de contágio. Investindo 25 bilhões de dólares anuais em cuidados médicos abrangentes, poderíamos chegar perto de erradicar a tuberculose. Isso também representaria uma grande economia de dinheiro, no longo prazo — para cada um desses 25 bilhões de dólares investidos, economizaríamos mais de 40 dólares. Reduzir a carga geral da tuberculose significa menos casos no futuro, assim como menos gastos com tratamento.

Já vimos os benefícios dos programas de STP em comunidades pequenas, de Karachi ao Lesoto. Em poucos anos, poderíamos implementar programas de STP em países selecionados para demonstrar sua eficácia em contextos mais amplos, e então adotar um programa global. Combinando isso a vacinas melhores e a novas estratégias de tratamento da tuberculose, poderíamos testemunhar o fim da enfermidade, ou pelo menos de seu longo reinado como "soberana de todas as enfermidades letais". Essa é uma das possibilidades futuramente reservadas à tuberculose.

No entanto, também há outras. É concebível que a tuberculose continue a matar mais de 1 milhão de pessoas a cada ano por mais um século, ou por mais dez séculos. Podemos imaginar até que, se continuarmos a insistir em negligenciar a pesquisa e o tratamento, um dia surgirá uma cepa de tuberculose que tomará o mundo de assalto, como tantas vezes no passado, e voltaremos aos tempos em que a tuberculose matava tanto ricos quanto pobres, ainda que não na mesma proporção.

Não podemos combater a tuberculose apenas com vacinas e medicações. Não podemos combatê-la apenas com programas abrangentes como o STP. Devemos atacar também a causa na raiz do problema: a injustiça. Em um mundo de alimento abundante, acesso à saúde e tratamento digno, a tuberculose não tem chance. Em última análise, na verdade a causa da doença somos nós.

Devemos também ser a cura.

PÓS-ESCRITO

Antes de ficar obcecado com a tuberculose, meu trabalho era muito diferente. Meus livros, incluindo romances como *Quem é você, Alasca?* e *Cidades de papel*, tendiam a se concentrar no luto, no perdão e no modo como imaginamos uns aos outros. Meus personagens viviam primeiro o amor, depois a desilusão. Então escrevi um livro chamado *A culpa é das estrelas*, que, estranhamente, tornou-se um tremendo best-seller. Como resultado do sucesso desse livro, e da sólida comunidade que se formou em torno dos vídeos do YouTube que fiz com meu irmão, Hank, passei a contar com um megafone potente, embora um tanto quanto instável. Esse megafone em particular é extraordinariamente dependente de algoritmos, de modo que nem sempre sei ao certo o que ou quando ele vai amplificar, nem, na verdade, se vai alcançar as pessoas que estou tentando atingir ou algum outro grupo completamente diferente.

Esse megafone vem também com outros riscos: quando boa parte do que dizemos é amplificado, às vezes abafamos vozes que deveriam ser ouvidas. Além disso, o megafone pode doer no ouvido dos outros. Você talvez esteja apenas tentando falar, mas, para eles, pode parecer que está gritando. Já tentei, com frequência sem sucesso, usar esse megafone com mais cuidado. Por um tempo, tentei também me livrar dele. No entanto, o megafone é inerente ao que faço, e adoro o que faço, e assim acabo encontrando algo útil para fazer com ele.

Por insistência de amigos que trabalhavam em organizações como Médicos Sem Fronteiras, Treatment Action Group e Partners

In Health, comecei a abordar o tema da crise da tuberculose e a importância de reduzir as barreiras para o diagnóstico e o tratamento. Junto de milhares de ativistas no mundo todo, defendemos a aprovação da lei End TB Now [Erradicar a tuberculose já] perante o Congresso norte-americano e um maior financiamento para iniciativas contra a tuberculose em países de média e baixa renda. Temos lutado para convencer as companhias farmacêuticas a não pleitear patentes secundárias de medicamentos essenciais e para que o conglomerado corporativo Danaher baixe seus preços. Obtivemos algumas vitórias — a Danaher, por exemplo, baixou o preço de seu teste padrão de tuberculose —, mas também enfrentamos muitos retrocessos.

Se alguém me dissesse quando *A culpa é das estrelas* foi publicado que uma década depois eu estaria escrevendo e pensando quase exclusivamente sobre tuberculose, eu teria respondido: "Isso ainda existe?" Foi apenas por ter conhecido Henry Reider em 2019 que este livro foi escrito e que encontrei, assim espero, um bom uso para o curioso megafone que caiu em minhas mãos. A tuberculose passou a ser o princípio organizador da minha vida profissional nos últimos cinco anos. É bom ter algo em que pensar antes de dormir, pela manhã, ao acordar e escovar os dentes e ao caminhar entre as árvores da floresta — e é na tuberculose que penso. Penso no estranho fato de que poderíamos acabar com a pandemia da doença, mas não o fazemos. Penso nos pacientes de tuberculose que conheci e em quantos deles não estão mais entre nós. Penso em Shreya Tripathi lendo meu livro antes que eu abrisse os olhos para a tuberculose. Penso: *E se eu tivesse usado melhor meu megafone naquela época?* Penso: *Será que estou usando direito agora?* Penso nos cuidadores e pacientes que não dispõem de um megafone, que tantas vezes sentem como se estivessem gritando no vazio.

Em alguns aspectos, o panorama do tratamento da tuberculose nunca pareceu mais promissor. Há algumas vacinas candidatas de alta qualidade (embora um pouco tardiamente) em fase final de testes, e soluções de cuidados preventivos em estudo. Equipamentos móveis de radiografia digital torácica podem significar um diagnóstico mais ágil com o auxílio da inteligência artificial. Um teste de tuberculose abençoadamente ágil e barato com base em swabs de língua pode estar a caminho. Há novos compostos de antibióticos sendo testados. E a inovação está impulsionando o aprimoramento dos resultados. Por exemplo, o dr. Melino Ndayizigiye e sua equipe desenvolveram o aplicativo TB Hunters [Caçadores de Tuberculose], que rastreia contágios e surtos em vilarejos nos arredores do Lesoto. Contudo, nenhuma dessas novas ferramentas fará diferença se não as disponibilizarmos amplamente por meio do intercâmbio aberto de conhecimento e tecnologia.

A dra. Jen Furin me enviou pouco tempo atrás um e-mail sobre o flagelo crescente das cepas de tuberculose resistentes à bedaquilina. A tuberculose sempre aprenderá a driblar os medicamentos que usamos contra ela, por isso é tão importante continuar investindo em novos compostos. Se eu desenvolvesse tuberculose resistente à bedaquilina, seria difícil me curar, mas mesmo assim é provável que eu sobreviveria graças a um tratamento personalizado e ao acesso aos antibióticos mais recentes. Entretanto, para os pacientes da dra. Furin, o desfecho é quase sempre a morte. "Eles têm pouquíssimas opções", escreveu-me ela, "e nenhum acesso aos novos medicamentos por meio do uso compassivo". Eis a injustiça devastadora e dilacerante de conviver com a tuberculose no século XXI: a pessoa sobrevive se for rica; caso contrário, é bom fazer figa.

Acho estranho afirmar que meu amigo Henry teve sorte quando havia tantas forças históricas atuando contra ele, lançando não só ele como também sua família e seu país na pobreza. Contudo, ele *teve* sorte. Seu amigo, Thompson, tão digno de continuar a viver quanto Henry ou qualquer um de nós, morreu. Seu companheiro de quarto no Hospital Connaught morreu. No entanto, Henry, de algum modo, continua conosco.

O problema com as estatísticas é que não consigo conceber o significado de perder 1,25 milhão de pessoas todo ano para uma doença curável. Isso dá mais de 100 mil pessoas por mês. Entretanto, como conceitualizar tal estatística? Já estive em um estádio com 100 mil pessoas, só que não conhecia a família de cada uma delas. Não sabia nada a respeito de seus entes queridos, das desilusões que sofreram, de suas limitações e seus encorajamentos, sua fragilidade e resiliência. Simplesmente sou incapaz de captar o que 1,25 milhão de pessoas significa.

Contudo, consigo, até certo ponto, captar o que Henry significa. Ele e eu conversamos direto hoje em dia. Ele gosta de me chamar de *Dad*, com a justificativa de que em Serra Leoa "pai" é um título com o qual a pessoa nasce ou que obtém depois de fazer por merecer.

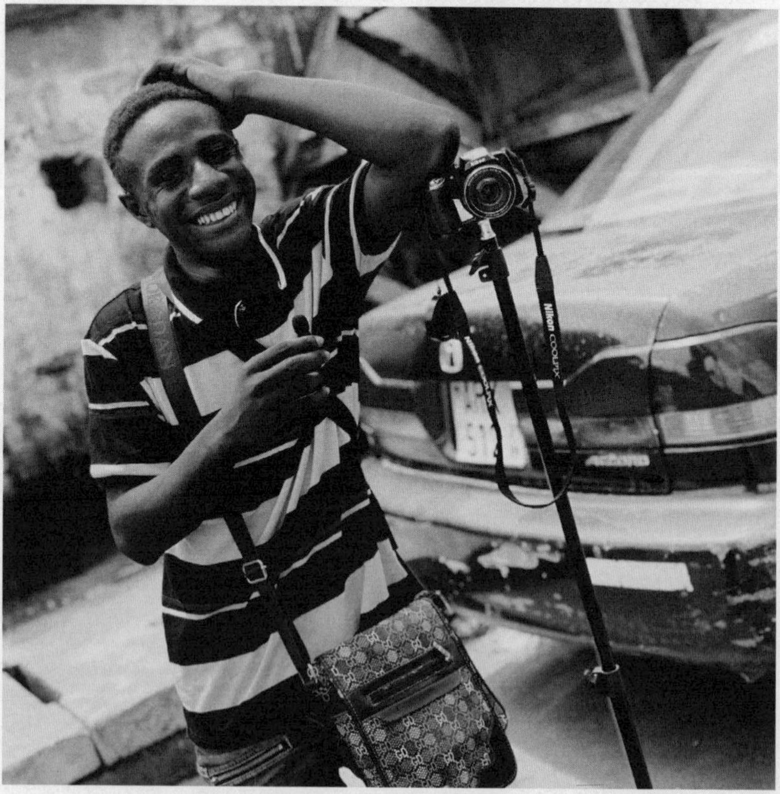

Henry dá muito duro nos estudos. Quando teve malária, em 2024, seu quadro foi mais grave do que o apresentado pela maioria dos pacientes devido aos danos em seus pulmões, mas mesmo assim continuou estudando. Ele foi eleito o melhor TikToker de sua faculdade em 2024. Usou um terno para a cerimônia de premiação e levou sua mãe. Henry se orgulha da pequena casa que divide com ela, mas gostaria de ter dinheiro para decorar as paredes com quadros e enfeites. Seu sorriso é largo, os dentes todos à mostra. É um desses jovens que envia mensagens com uma palavra por vez. "Pai", começa. E depois: "Oi." Então: "Como vai meu xará?"

Ele ficou empolgado com a publicação deste livro. Quer que todos conheçam seu canal no YouTube, que você pode acessar em https://www.youtube.com/@Tuberculosis-l1jSurvivorHenry/.

Assim como você, Henry é um ser humano. Considere sua vida por um instante — todas as superações, tudo pelo que você já passou. Pense nas pessoas que o amaram até este momento. Pense em como a escola era (ou é) difícil, como você foi sortudo ou abençoado de encontrar pessoas que pôde amar e que retribuíram esse amor. Pense em como os seres humanos são raros e preciosos e com quantos deles você se preocupa ou se importa. Então, se puder, encontre uma forma de multiplicar isso por 1,25 milhão.

É por isso que devemos trabalhar juntos para erradicar a tuberculose e outras doenças que prosperam na injustiça.

AGRADECIMENTOS

Sou grato, antes de mais nada, a Henry e Isatu Reider pela gentileza de compartilharem seu tempo e suas histórias comigo. Agradeço por sua amizade, orientação e as risadas que demos juntos. A lista de pessoas em Serra Leoa a quem devo agradecer daria um livro, mas quero expressar minha profunda gratidão ao dr. Girum Tefera, dr. Bailor Barrie, Jon Lascher, Ashley Kappeler, dr. Micheal Mazzi, Isata Dumbuya e ao ministro da Saúde de Serra Leoa, dr. Austin Demby, por seus conhecimentos e sua disposição em ajudar.

Uma das grandes alegrias deste livro foram as amizades feitas ao escrevê-lo, especialmente com a dra. Carole Mitnick, da Harvard Medical School. A cada etapa, Carole me ensinou, com toda generosidade e paciência, sobre a tuberculose e os sistemas de cuidados, encorajando este trabalho. Quando comecei a me interessar por tuberculose, Carole e sua comunidade me apresentaram a uma série de outros especialistas com os quais tive o privilégio de aprender — entre eles Jennifer Furin, Christophe Perrin, Salmaan Keshavjee, KJ Seung, Mercedes Becerra, Lucica Ditiu, Atul Gawande e muitos outros. Cada um desses especialistas e profissionais de saúde me acolheu em seu trabalho com entusiasmo e bondade.

Sou extremamente grato aos sobreviventes da tuberculose que tive a honra de conhecer e com quem tanto aprendi, especialmente Phumeza Tisile e Handaa Enkh-Amgalan. Os sobreviventes e os grupos da sociedade civil são o coração do ativismo contra a tuberculose, e sua coragem em se manifestar por outros que vivem com a doença, apesar do estigma, me inspira profundamente. Da mesma forma, sou grato a Shreya Tripathi, sem cujos esforços Henry talvez não estivesse aqui — e eu talvez não tivesse escrito este livro.

Na minha editora, tenho uma dívida de gratidão perpétua para com Julie Strauss-Gabel, que, ao contratar meu primeiro romance de literatura juvenil em 2003, jamais poderia imaginar que um dia eu a obrigaria a se tornar especialista em tuberculose. Na Penguin Random House, minha editora há vinte anos, sou grato a Elyse Marshall, Kaitlin Kneafsey, Anna Booth, Rob Farren, Natalie Vielkind, Grace Han, Vanessa Robles, Jen Loja, Helen Boomer e Kim Ryan. Agradeço também à minha incansável agente, Jodi Reamer. Este livro foi revisado com todo o cuidado por Will Fraker, e sou muito grato a todos os leitores iniciais (especialmente KJ Seung, Carole Mitnick e Jen Furin). Todos os erros aqui contidos são meus.

Partes deste livro começaram como um vídeo feito por nossa produtora, Complexly. Karim Hajj, Meghan Modafferi e Stan Muller deram contribuições valiosas ao projeto. Rosianna Halse Rojas leu cada rascunho. Heather South, arquivista-chefe nos Arquivos Regionais do Oeste da Carolina do Norte, ajudou a resolver mistérios sobre meu tio-avô Stokes. O dr. Andy Bridge me forneceu textos históricos úteis.

Na Partners In Health, sou grato a Ophelia Dahl e Amy Huizing, que viajaram comigo a Serra Leoa em 2023, assim como a Gabi Palmi, Leslie Friday, Garrett Wilkinson, Jim Kim, Joia Mukherjee, Todd McCormack, Lindsay Palazuelos, Sheila Davis, Max e Deb Stone e a toda a família da PIH. De certa forma, este livro é uma carta de amor ao nosso querido amigo falecido Paul Farmer, que nos mostrou o caminho.

Sou igualmente grato a outras organizações de combate à tuberculose que despertaram minha paixão, especialmente a Stijn Deborggraeve, Saloni Fruehauf e Shailly Gupta na Médicos Sem Fronteiras e a Lindsay McKenna, Mike Frick e David Branigan no Treatment Action Group. Agradeço também a outros escritores que compartilham meu fascínio pelo tema, especialmente Maria Smilios e Vidya Krishnan.

Na área da moda relacionada à saúde, sou grato a Nicole Rudolph e especialmente a Abby Cox, que me recebeu em sua casa para mostrar sua coleção de espartilhos dos séculos XVIII e XIX.

Agradeço também à minha família. Grande parte deste livro surgiu de longas conversas com amigos, incluindo Chris e Marina Waters. Ao meu irmão Hank, que me disse para não deixar que seu câncer atrapalhasse meu ativismo contra a tuberculose: eu te amo profundamente. Que privilégio é ser a cauda do seu extraordinário cometa. Meu pai e minha mãe, Sydney e Mike Green, apoiaram nossa família ao longo deste projeto. Sou grato também aos meus maravilhosos sogro e sogra, Connie e Marshall Urist. Meu filho e minha filha, Alice e Henry, demonstraram paciência extraordinária — só de vez em quando revirando os olhos — quando seu pai comparava tudo à tuberculose. E este livro não existiria sem o apoio e a orientação editorial de Sarah Urist Green, minha primeira leitora, pessoa favorita e minha parceira na jornada para compreender a desigualdade em relação à saúde e à tuberculose.

Por fim, sou grato à nossa comunidade on-line de nerdfighteria e especialmente aos TB Fighters, cuja ação coletiva reduziu o preço dos tratamentos e diagnósticos da doença — e também me lembrou, nos dias difíceis, do que a humanidade pode ser quando todos trabalham juntos em um espírito de verdadeira solidariedade. Vocês são mesmo incríveis.

SUGESTÕES DE LEITURA

Quando comecei a ler e escrever sobre tuberculose, tive a grande sorte de encontrar o livro impressionante e brilhante de Vidya Krishnan, *Phantom Plague: How Tuberculosis Shaped History* [Peste fantasma: Como a tuberculose moldou a história], que recomendo a todos os interessados em aprender mais sobre a doença e suas infinitas conexões com nossa história e nosso presente compartilhado. Nos anos transcorridos desde que li esse livro pela primeira vez, tive a sorte de fazer amizade com Vidya e de me juntar a ela na luta para reduzir as barreiras para o diagnóstico e tratamento da tuberculose.

A obra mais abrangente sobre tuberculose que conheço é *The White Plague: Tuberculosis, Man, and Society* [A peste branca: Tuberculose, homem e sociedade], de René e Jean Dubos. Embora publicado em 1952, no início da era dos antibióticos, continua sendo uma leitura fascinante.

Para uma história da tuberculose contada por quem a viveu, recomendo enfaticamente *Stigmatized: A Mongolian Girl's Journal from Stigma & Illness to Empowerment* [Estigmatizada: O diário de uma menina mongol, do estigma e da doença ao empoderamento], de Handaa Enkh-Amgalan, uma exploração comovente de sua sobrevivência e também um livro de memórias de sua trajetória, da Mongólia ao trabalho global com direitos humanos e defesa de refugiados.

Sou também grande fã da obra histórica de Maria Smilios, *The Black Angels: The Untold Story of the Nurses Who Helped Cure*

Tuberculosis [Anjos negros: A história não contada das enfermeiras que ajudaram a curar a tuberculose], que explora a vida nos sanatórios ao mesmo tempo em que conta a impressionante história das enfermeiras negras norte-americanas que ajudaram a disseminar a cura para a tuberculose.

Se você se interessa por como os micróbios moldaram a história, recomendo *Epidemics and Society: From the Black Death to the Present* [Epidemias e Sociedade: Da peste bubônica aos dias atuais], de Frank M. Snowden, com o qual aprendi sobre a romantização da consumpção. O livro explora desde a Peste Bubônica até a pandemia de aids, e recorro a ele com frequência.

Para aprender mais sobre a história de Serra Leoa, recomendo *A New History of Sierra Leone* [Uma nova história de Serra Leoa], de Joe A. D. Alie, que explora a história do país a partir de uma perspectiva serra-leonesa.

Grande parte dos dados demográficos — expectativa de vida, taxas de pobreza etc. — vem da indispensável ferramenta on-line Our World in Data, em http://ourworldindata.org. Este livro, e tantos outros como ele, são profundamente enriquecidos pelo trabalho feito pelo OWiD, mas também me baseei fortemente nas estatísticas da OMS reunidas por uma ampla variedade de estatísticos e epidemiologistas profissionais. Seus relatórios anuais, "Global TB Reports", são especialmente úteis para nerds que amam dados.

Quem quiser compreender a tuberculose e os determinantes sociais da saúde encontrará na pesquisa de Paul Farmer, "Social Scientists and the New TB" ["Cientistas sociais e a nova tuberculose"], uma leitura essencial. Ele pode ser encontrado on-line ou no livro de 1999, *Infections and Inequalities: The Modern Plagues* [Infecções e desigualdades: As pragas modernas].

Para entender a era dos sanatórios, recomendo dois livros de memórias: *The Baby's Cross: A Tuberculosis Survivor's Memoir* [A cruz de um bebê: Memórias de uma sobrevivente da tuberculose], de C. Gale Perkins, amplamente citado neste livro, e *A Child of Sanitariums: A Memoir of Tuberculosis Survival and Life-*

long Disability [Uma criança dos sanatórios: Memórias de sobrevivência à tuberculose e deficiência permanente], de Gloria Paris. Ambos constituem experiências viscerais de sobreviventes que cresceram com a tuberculose e que testemunharam em vida a fase incurável e a curável da doença. Também adorei o pequeno livro *Well Diary... I Have Tuberculosis: Researching a Teenager's 1918 Sanatorium Experience* [Querido diário... eu tenho tuberculose: Pesquisando a experiência de uma adolescente em um sanatório em 1918], de Shirley Morgan, que narra a história de vida de Evelyn Bellak pela perspectiva de seu diário nos tempos de sanatório.

Entretanto, a obra que considero mais essencial para compreender a era da tuberculose continua sendo o brilhante *Living in the Shadow of Death: Tuberculosis and the Social Experience of Illness in American History* [Vivendo à sombra da morte: A tuberculose e a experiência social da doença na história americana], de Sheila M. Rothman. O comprimento do subtítulo pode fazer parecer uma leitura difícil, mas, na verdade, é um livro vibrante, cheio de vida e de ideias.

Para entender a rivalidade entre Louis Pasteur e Robert Koch, e os respectivos impérios de ambos, contei com o livro maravilhosamente narrado e profundamente pesquisado *The Remedy: Robert Koch, Arthur Conan Doyle, and the Quest to Cure Tuberculosis*, de Thomas Goetz.

Se você deseja saber mais sobre a relação entre consumpção e moda, recomendo *Consumptive Chic: A History of Beauty, Fashion, and Disease* [Elegância consumptiva: Uma história da beleza, da moda e da doença], de Carolyn A. Day, e também duas historiadoras da moda no YouTube: Nicole Rudolph (https://www.youtube.com/@NicoleRudolph) e Abby Cox (https://www.youtube.com/@AbbyCox).

Para minha compreensão sobre a medicina do século XVIII e a relação entre pacientes e médicos, sou profundamente grato ao maravilhoso *The Woman Beneath the Skin: A Doctor's Patients in Eighteenth-Century Germany*, de Barbara Duden, que vale a leitura se você se interessa por história da medicina ou simplesmente quer ler algo brilhante e desconcertante.

Para entender melhor a busca do Novo México pela condição de estado e a busca das pessoas com tuberculose pela cura, recomendo *Chasing the Cure in New Mexico: Tuberculosis and the Quest for Health* [Em busca da cura no Novo México: A tuberculose e a procura pela saúde], de Nancy Owen Lewis.

Para uma análise bem mais aprofundada da relação entre tuberculose e HIV, além de muitas outras leituras fascinantes, recomendo *Discovering Tuberculosis: A Global History, 1900 to the Present* [Descobrindo a tuberculose: Uma história global, de 1900 até o presente], de Christian W. McMillen.

Na tentativa de entender como imaginamos uma boa morte ao longo dos últimos séculos, li e adorei *The Hour of Our Death* [A hora da nossa morte], de Philippe Ariès.

Para compreender a saúde mundial e as desigualdades incorporadas aos nossos sistemas atuais de alocação de recursos, convido à leitura de *An Introduction to Global Health Delivery: Practice, Equity, Human Rights*, da dra. Joia Mukherjee.

Para saber mais sobre a história da Partners In Health e seu trabalho com a tuberculose resistente a medicamentos, recomendo *Mountains Beyond Mountains: The Quest of dr. Paul Farmer, a Man Who Would Cure the World*, de Tracy Kidder, um dos livros mais importantes e profundamente comoventes que já li.

1ª edição	JANEIRO DE 2026
impressão	IMPRENSA DA FÉ
papel de miolo	PÓLEN NATURAL 70 G/M²
papel de capa	CARTÃO SUPREMO ALTA ALVURA 250 G/M²
tipografia	BEMBO STD